中医调养膏方丛书

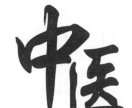

丛书主编 巴元明

中医心脏病证调养膏方

主编 程伟

副主编 杨波 胡勇 柳强 薛雪

U0232560

长江出版传媒
湖北科学技术出版社

图书在版编目（ＣＩＰ）数据

中医心脏病证调养膏方 / 程伟主编. -- 武汉 ： 湖北科学技术出版社，2021.8
　（中医调养膏方丛书 / 巴元明主编）
　ISBN 978-7-5706-0957-4

Ⅰ．①中… Ⅱ．①程… Ⅲ．①心脏病－膏剂－方书 Ⅳ．①R289.51

中国版本图书馆 CIP 数据核字(2020)第 233654 号

策　　划：赵襄玲　兰季平　王小芳

责任编辑：祝李涛　　　　　　　　　　　　　　　封面设计：曾雅明

出版发行：湖北科学技术出版社　　　　　　　　　电话：027-87679468

地　　址：武汉市雄楚大街 268 号　　　　　　　　邮编：430070

　　　　　（湖北出版文化城 B 座 13-14 层）

网　　址：http://www.hbstp.com.cn

印　　刷：武汉邮科印务有限公司　　　　　　　　邮编：430205

700×1000　　　　　　1/16　　　　　　　　　　11 印张　　　　140 千字

2021 年 8 月第 1 版　　　　　　　　　　　　　2021 年 8 月第 1 次印刷

　　　　　　　　　　　　　　　　　　　　　　　　　　　定价：48.00 元

世界卫生组织（WHO）在《迎接21世纪的挑战》报告中指出："21世纪的医学，不应继续以疾病为主要研究对象，而应以人类健康作为医学研究的主要方向。"当今医学发展的趋势已由"以治病为目的的对高科技的无限追求"，转向"预防疾病与损伤，维持和提高健康水平"。对于我们每个人来说，健康是根本，是实现自我价值和社会价值的基石，拥有健康就拥有希望、拥有未来、拥有幸福，失去健康就失去了一切。随着医学目的和医学模式的转变，以及人们的健康意识进一步增强，"治未病"的理念与实践被提到前所未有的高度。

"治未病"是中医学重要的预防思想，体现了中医学先进和超前的医学理念，在几千年来的中医药防治疾病实践中，始终焕发着活力和光辉。中医学理论奠基之作《黄帝内经》中有这样一段著名的论述："圣人不治已病治未病，不治已乱治未乱，此之谓也。"这里的"治"，并不单纯指治疗，还含有管理、治理、研究等内容。"治未病"的理念，重在指导人们做到防患于未然，平时就要防病，有了小病就要注意阻止其酿成大患，在病变来临之际要防止其进一步恶化，这样才能掌握健康的主动权，即所谓"消未起之祸，治未病之疾，医之于无事之前，不追于既逝之后"。

在中医学漫长的发展进程中，"治未病"实践一直贯穿始终，总结了大量的养生保健和预防疾病的方法及手段，具有鲜明的特色和显著的优势。历代医家均强调以养生为要务，认为养生保健是实现"治未病"的根本手段，"与其救疗于有疾之后，不若摄养于无疾之先"，形成了独具特色的中华养生文化。对此，英国学者李约瑟说："在世界文化当中，唯独中国人的养生学是其他民族所没有的。"在药物养生方面，从古至今亦积累了丰富的经验。我国最早的药物专著《神农本草经》中载有大量延缓衰老的药物。以后葛洪的《肘后备急方》、孙思邈的《备急千金要方》等，都载有许多益寿延年的方剂。

鉴于此，为确保本丛书质量，我们组织了编委会，分为 10 个分册出版，各分册主编都是该领域的权威和专家，编写人员也都是经验丰富的临床工作者。

我衷心地希望此丛书对广大读者能有所帮助，是为序。

随着社会发展的进步，人们最关心的是生存质量的保证和改善。《中国心血管报告 2017》揭示，中国心血管病患病率和死亡率仍处于上升阶段，推算心血管病现在患病人数 2.9 亿，心血管病死亡率在各种疾病死亡率中占比 40% 以上，居首位。如何有效提高心血管疾病治愈率，做好心血管病患者的康复保健和预防养生，是医患一直迫切关注的热点问题。

中医学源远流长，在实践和辩证唯物论思想指导下，逐步形成独特的理论体系。关于养生，早有《素问·上古天真论》提出"法于阴阳，和于术数，饮食有节，起居有常，不妄作劳，故能形与神俱"的原则。当今公众熟悉的"膏方"，就是在中医养生理论下逐步发展起来，且广泛地使用于亚健康状态、临床各科疾患及大病后体虚者，具有防病治病作用的中药滋补制剂。

中医心病学是中医临床医学的重要组成之一，是研究"心主血脉""心藏神"等生理功能与其他脏腑、气血、生理及病理关联所导致病理及演变规律、诊疗、调护等的临床学科。如《素问·痿论》："心主身之血脉"。又如《素问·灵兰秘典论》"心者，君主之官，神明出焉"。这些理论学说对心脏的认识明显有别于现代医学。

临床及基础研究证实，中医药在防治心血管疾病中的疗效是受到肯定的。在此领域，科学应用"膏方"，需遵循中医理论原则。"整体观"和"辩证施治"是中医最基本特点。整体就是统一性和完整性，包涵人体是一个有机整体及人与自然的统一性。在整体观指导下，人体的正常生理活动一方面要依靠各脏腑组织发挥自己的功能，另一方面又要脏腑之间相辅相成的协同作用和制约作用，才能维持生理平衡。因此，理解中医心病学，临床上既要重视"心"特点，同时，不可忽视"心"与其他脏腑生理的协调统一，病理的联系影响，而孤立局限认识其"心"。"辨证施治"则是对机体在疾病的发展过程中某一阶段病理概括认识的基础上，确定的相应的治疗方法，灵活加减选用适宜其症候的药物。

中医认识疾病，是一个既辨证又辨病的过程。为了读者更容易融入，病种选择体例上，以心血管疾病为主，冠以西医的病名，指明中医的症候范畴。由于中医与西医理论不同，看病方式存在差异，两种医学体系上的结合，实属难事。

从弘扬中医，服务社会，强调实用性，一切从临床出发，满足医患对中药膏方养生、防病需求，编者努力使本书在遵循中医理论的基础上，成为一部科普性强、有助于在防治心血管疾病领域规范化使用膏方养生的主要参考书籍。

中医心病学博大精深，限于编著者学识不足，难免有缺陷。编者愿以此抛砖引玉，期待同仁为中医心病膏方的学术继承和发扬，共同献计出力。

编者

2021 年 8 月

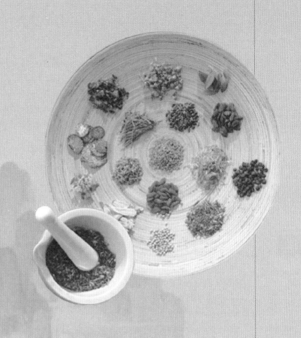

第一章

概　述

一、膏方的概念

中国医药学有数千年的历史，是我国人民长期和疾病做斗争的极为丰富的经验总结。中成药制剂是其中重要的组成部分。传统中医制剂主要包括丸、散、膏、丹、酒、露、汤、锭8种剂型。现代常用的中成药制剂包括固体制剂、半固体制剂、液体制剂和气体制剂四种。中药不同的剂型，使用后产生的疗效、持续的时间、作用的特点会有所不同。因此，正确选用中成药应首先了解中成药的常用剂型特点。

中药饮片加工制作并应用"膏方"历史悠久。《山海经》有"言味好皆滑为膏"的记载，如指内容，以为物之精粹，如指作用，以滋养膏润为长。早在《黄帝内经》中就有关于膏剂的记载，如马膏，但主要供外用。内服膏剂起于汉唐，如东汉张仲景《金匮要略》记载的大乌头膏、猪膏发煎是内服膏剂的最早记载。唐朝《千金方》中个别"煎"已与现代膏方大体一致，如苏子煎，王焘《外台秘要》有"煎方六首"。宋朝"膏"逐渐代替煎，如南宋《洪氏集验方》收载的琼玉膏，沿用至今，同时膏方中含有动物类药的习惯也流传下来，如《圣济总录》栝蒌根膏，此时膏方兼有治病和滋养的作用。

明、清时期膏方更趋完善和成熟，表现为膏方的命名正规、制作规范，膏专指滋补类方剂，数量大大增加，临床运用更加广泛。明朝膏方即广为各类方书记载，组成多简单，流传至今的膏方有洪基《摄生总要》"龟鹿二仙膏"、龚廷贤《寿世保元》"茯苓膏"以及张景岳的"两仪膏"等。清代膏方不仅在民间流传，宫廷中亦广泛使用，如《慈禧光绪医方选议》有内服膏滋方剂近30剂。发展至晚清时，膏方组成渐复杂，如张聿青《膏方》中膏方用药往往已达二三十味，甚至更多，强调辨证而施，并常选加阿胶、鹿角胶等收膏，对后世医家影响颇大。

中药膏剂目前有外敷和内服两种。外敷膏剂是中医外治法中常用药物剂型，主要用于皮肤、疮疡等疾患治疗，部分也应用于内科和妇科等病症。内服膏剂，即当今公众熟悉的"膏方"，因其起到滋补作用，也有人称其为滋补药，广泛地使用于亚健康状态、临床各科疾患及大病后体虚者，在防病治病、保障人民群众健康方面发挥了重要作用。

"膏方"实为业界称之"煎膏剂"，属中成药半固体剂型，系指将药材加水煎煮，取煎煮液浓缩，加炼蜜或糖（或转化糖）制成的稠厚状半流体的制剂[1]。以中医理论为指导，通常临床医者针对个体的体质、地域、节气、临床症候及某种病症等实施辨证，然后确立以扶正滋补药材为主饮片组成方药，再经过其严格的制作程序精细加工，方成"膏方"的成品中药。因此，"膏方"是一种具有扶正滋补和治疗预防综合作用的成药，主要适用于慢性病或需要长期连续服药的疾病。膏方一般由 20 味左右的中药组成。

在中医理论认识中，人体与自然环境有密切关系，自然界存在着人类赖以生存的必要条件。同时，自然界的变化又可以直接或间接地影响人体，而人体则相应地产生反应。人类不断在适应自然和改造自然的斗争中，维持着机体的正常生命活动。由于自然界万物的生长发展具有春生、夏长、秋收、冬藏变化规律。人体也不例外，其生存需要顺应自然，因而产生"春夏养阳，秋冬养阴"的调养法则，即春夏顺应生长之气以养阳，秋冬顺应收藏之气以养阴。进而认识冬季是一年四季中进补的最好季节，而冬令进补，更以膏方为最佳。

中医的养生调养，除药物调补外，还主要包括：法于自然之道，调理精神情志，针灸气功及体育锻炼。如调理精神情志，即保持精神上清净安闲，无欲无求，保持心志闲舒，心情安宁，没有恐惧，

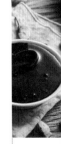

调整自己的爱好以适应生活习惯，不生气，思想负担不要过重，以清净愉悦为本，以悠然自得为目的，春天使情志随生发之气而舒畅，夏天保持心中没有郁怒，秋天保持意志安定不急不躁，冬天使意志如伏似藏，保证心里充实。这样一来，真气深藏顺从，精神持守而不外散。它们共同组成中医养生体系。

二、膏方的作用

膏方与其他中药制剂一样，基本作用不外是祛除病邪，消除病因，恢复脏腑功能的协调，纠正人体气、血、阴、阳偏胜偏衰的病理现象，使之在最大程度上恢复到正常状态。膏方基础是中药组方，而药物认识是前人在长期实践中对为数众多的药物的各种性质及其医疗作用的了解与认识不断深化，进而加以概括和总结出来的。在医疗临床工作中应用膏方，医师需遵循阴阳、脏腑、经络、治疗法则等祖国医学理论原则，根据患者实际情况，灵活加减选用适宜其症候的药物，辨证辨病施治。

（一）未病先防

《黄帝内经》："上工治未病，不治已病，此之谓也。""治"，为治理管理的意思。"治未病"即采取相应的措施，防止疾病的发生发展。其在中医中的主要思想是未病先防和既病防变。

未病先防，正所谓"正气内存，邪不可干"。中医学中的正气，即人体的生理机能，主要指其对外界环境的适应能力、抗邪能力，及康复能力。正气包括的范围十分广泛，如脾胃滋养全身的功能、卫气的卫护肌表和驱邪外出的能力等，均属于正气的范畴。机体正气虚弱，则防御能力低下，康复能力减弱，无力驱邪外出，因此机体损害也日趋严重乃至死亡或形成慢性迁延不愈。如风湿性心脏瓣膜病，常常反复感受外邪，内舍于心，而导致心悸发病。针对此类疾患，若辨证予以膏方调理，健旺正气则能提高机体防病抗病的能力。

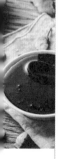

中医认为正气不足是机体发病的内部因素，正气的状态贯穿并影响疾病的全程。"虚"主要指正气不足，是以正气虚损为矛盾主要方面的一种病理反应。主要表现为机体的精、气、血、津液亏少和功能衰弱，脏腑经络的生理功能减退。中国民间素有冬令进补的习惯，有道是"三九补一冬，来年少病痛"，"冬令进补，来春打虎"。适当药物补养，可调解和改善人体各器官的生理功能，增强抵抗力，达到补虚防病的作用。

（二）既病防变

顾名思义，已经生病了就要及时的治疗，要能够预测到疾病可能的发展方向，以防止疾病的进一步进展。《素问·皮部论》："邪客于皮则腠理开，开则邪客于络脉，络脉满则注于经脉，经脉满则入舍于脏腑也"，说明了经络是从皮毛腠理内传于脏腑的传变途径。故而，在疾病产生后可以通过对此传变规律的分析进行预防。如清代名医叶天士根据温热病伤及胃阴之后，病势进一步发展耗及肾阴的病变规律，主张在甘寒养胃的方药中，加入咸寒滋肾之品，并提出"务必先安未受邪之地"的防治原则。又如针对心肌炎的病者，急性期给予补益调补，则可以防止心肌损害蔓延、恶化加重，促进心肌康复，也即先安未受邪之地。

瘥后防复，指疾病初愈至完全恢复正常健康状态的一段时间。由于机体阴阳平衡尚未稳定巩固，而余邪也可能稽留未清，此时若不慎防治，则旧病复发或重感邪气而发，给机体造成更大损害。此时，多使用补益药方以促进其康复。若用药失当，药不对症或急图见功而用补过量，或药不补虚而助邪复炽，使余邪羁留不清。此时治疗，必须辨证用药，使药能补正而不致助邪。

（三）调整阴阳

中医理论认为，人体的阴和阳是调节机体代谢和生理功能活动的主要因素。阴阳双方相互促进、相互制约，维持着相对的动态平衡，

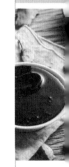

这是进行正常生命活动的基本条件。阳气的功能是促进机体的温煦、卫外防御、兴奋精神，促进机体新陈代谢和推动脏腑组织器官的功能活动；阴气的功能是促进人体的滋润、濡养、内守和宁静。人的生命活动以脏腑阴阳气血为依据，脏腑气血阴阳平衡则能健康无恙，延年益寿，故《素问·生气通天论》曰："阴平阳秘，精神乃治。"病理上，阴阳失调的变化较为复杂，如病邪有阴邪、阳邪，人体正气也有阴阳之气，疾病的发生就是阴阳失去相对平衡，出现阴阳偏盛或阴阳偏衰的结果。因此，调整阴阳，补偏救弊，恢复阴阳的相对平衡，促进阴平阳秘，乃临床治疗的根本法则之一。故《素问·至真要大论》指出应"谨察阴阳之所在而调之，以平为期"。

三、膏方的主要药物

药物之所以能够针对病情，发挥上述基本治疗作用，乃是因为各种药物各自具有若干特性和作用。膏方是根据病情需要，在辨证立法的基础上，按照君臣佐使的原则，选择适当药物组合而成的。明代张景岳说："人之为病，病在阴阳偏盛耳，欲救其偏，则惟气味之偏者能之"。前人也称为药物的偏性，意思是说以药物的偏性纠正疾病所表现的阴阳偏盛或偏衰。因此，利用药物的偏胜之性，来纠正人体阴阳气血的不平衡，调和阴阳是最好的养生方法。中医认为：人体生理上，阳气固密于外，阴气才能内守，即阴气和平，阳气周密，精神就会旺盛。病理上，阳气过于亢盛，不能固密，阴气就要亏耗而衰竭；阴阳离决而不相交，那么精气也就随之耗竭。因此，"阴平阳秘，精神乃治"，是中医养生和治病的基本思想，也是制订膏方的主要原则。

由于本书立足心血管病的膏方，因此，其诊治过程还遵循中医心病辨证理论体系和规律。中医心病学是研究心的生理功能紊乱，以及心与其他脏腑关联所导致的疾病的病因、病理变化规律、诊疗方案、用药特点和护理康复、预防调摄、保健养生的学科，是中医内科学重要的组成部分。

在中医理论中，心的生理功能为主血脉，主神，心合脉，在液为汗，开窍于舌，与小肠相表里。同时认为心的生理特性：心为阳脏，心在隔上，在五行中属火，为阳中之阳。心气外应于夏。故心脏病人，特别是心阳虚者，在夏季得以缓解。如《素问·痿论》说"心主身之血脉。"又如《素问·灵兰秘典论》说"心者，君主之官，神明出焉。"这些对心脏认识明显有别现代医学。

在临床具体诊疗工作中，症候是中医特有的临床诊断依据，同时也是确立治则和治法的前提。中医心病症候学，除心脏本身疾患所表现的症候外，还包括与其他脏腑同病及小肠、心包病变的症候[2]。虚症：心气虚、心血虚、心阴虚、心阳虚、心阳暴脱、心气血两虚、心气阴两虚、心肝血虚、心肺气虚、心脾两虚、心肾不交、心肾阳虚及心胆不宁等主要症型。

（一）膏方药物的功效特点是滋补作用，其组成一般包括滋补药、对症药、健脾药和辅料四部分

1. 滋补药

主要指能够补充人体物质，增强机能，以提高抗病能力，消除虚弱症候的一类药物，又称补益药。补益药在膏方的组方中，属主药或称君药，是针对病因或主症而起主要治疗作用的药物。常用的有人参、黄芪、熟地、麦冬、当归、虫草、紫河车等，根据其作用部位和应用范围进而分补气、补阳、补血和补阴四类。

经过长期的临床实践，医家逐步积累了丰富的药物知识，为了更好地发挥药物的药用和适应比较复杂的病情，从最初单味药开始，后来发现把几种药物以中医理论为指导，配合起来用于治疗，其疗效比单味药高，于是形成方剂学。其中，若以补益药为主，治疗各种虚症的方剂，统称补益剂。《素问·阴阳应象大论》："虚则补之""形之不足，温之以气，精之不足，补之以味"都是治疗虚症的基本原则。临床上，需辨证施治，根据个人情况虚

症类型不同，而予以补气、或补血、或气血双补、或补阴、或补阳、或阴阳双补等相适宜的补益药物。膏方多以补益饮片为主来组方，它们具有补养人体气、血、阴、阳等作用，主要用以治疗临床各种气血阴阳虚损表现者。根据功效作用不同，中医的补益剂临床主要分为以下六种。

（1）补气剂　适用于脾肺气虚证。症见肢体倦怠乏力、少气懒言、语声低微、动则气促、面色萎黄、食少便溏、舌淡苔白、脉弱或虚大，甚或虚热自汗，或脱肛、子宫脱垂等。例如参苓白术散（丸、颗粒）、补中益气丸（颗粒）。

（2）补血剂　适用于血虚证。症见面色无华、头晕、眼花、心悸失眠、唇甲色淡、妇女经水愆期、量少色淡、脉细数或细涩、舌质淡红、苔滑少津等。例如四物汤、归脾丸（合剂）、当归补血丸。

（3）气血双补剂　适用于气血两虚证。症见面色无华、头晕目眩、心悸气短、肢体倦怠、舌质淡、苔薄白、脉虚细等。例如八珍益母丸（胶囊）、乌鸡白凤丸（胶囊、片）、人参养荣丸。

（4）补阴剂　适用于阴虚证。症见肢体羸瘦、头晕耳鸣、潮热颧红、五心烦热、口燥咽干、虚烦不眠、大便干燥、小便短黄，甚则骨蒸盗汗、呛咳无痰、梦遗滑精、腰酸背痛、脉沉细数、舌红少苔、少津等。例如六味地黄丸、杞菊地黄丸（胶囊、片）、生脉饮（颗粒、胶囊、注射液）、百合固金丸。

（5）补阳剂　适用于阳虚证。症见腰膝酸痛、四肢不温、酸软无力、少腹拘急冷痛、小便不利，或小便频数、阳痿早泄、肢体羸瘦、消渴、脉沉细或尺脉沉伏等。例如金匮肾气丸（片）、四神丸（片）。

（6）阴阳双补　适用于阴阳两虚证。症见头晕目眩、腰膝酸软、阳痿遗精、畏寒肢冷、午后潮热等。例如补肾益脑片。

中医理论特点之一是"整体论"，强调人体是一个有机整体，即人体的结构相互联系，不可分割；人体的各种功能相互协调，彼

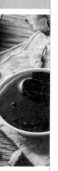

此为用；在患病时，体内的各个部分亦相互影响。这种"整体观念"不仅存在于中医的生理、病理，同时贯穿于诊法、辨证、养生和治疗等所有领域中。如气血津液是构成人体的基本物质；是脏腑生理活动的产物，是维持人体生命活动的基本物质，是脏腑经络功能活动的物质基础。气血津液它们之间，相互渗透、相互促进、相互转化、相互依存和相互制约。五脏之间还存在着五行相生、相克的关系，维持人体各系统的平衡。所以在虚损不足病理情况下，气血阴阳同样常相互影响。

根据上述特点，中医的治疗用药亦从整体观念出发，补气、补阳、补血和补阴药物，往往会相须为用。

2. 对症药

是指用药物改善疾病症状，但不能消除病因，也称治标。

中医认为，在复杂多变的病症中，常有标本主次的不同，因而在治疗上就有先后缓急的区分。《素问·标本病传论》指出："大小不利，治其标"。如慢性心力衰竭，临床往往以补气益心或脾或肾为主，但当呼吸喘促，肢体浮肿，大小便不利时，标病甚急，不及时解决，可能危及患者的生命或影响疾病的治疗，则应利用利水或逐水法或补气利水标本同治，待标实水饮之症缓和，再治病求本。

除上述补益药物外，消食类、理气类、活血化瘀类、收涩类、利水渗湿类及安神类也常应用膏方配伍中[3]。

3. 重视后天之本，合理使用健脾药

由于食物中的水谷精微不断补充均有赖脾胃生化，且膏方内的滋补药多属黏腻呆滞之品，久服多影响脾胃运化，因此滋补药物应用时，应适度加用陈皮、砂仁、焦山楂、炒麦芽、白术等健脾益胃之品，特别脾胃素虚者，宜先调理脾胃，并同时配合使用理气、化湿、清热、祛瘀等之剂，以免妨碍消化吸收，且可增强滋补的效果。

4. 膏方的辅料

主要包括调味的糖类以及收膏的胶类等。按照药物的性质可分

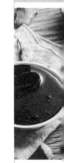

为三部分，即饮片、胶类及糖类。

饮片是起主要治疗作用的中药，一般需辨证施治，根据个人情况而不同。

胶类常用包括阿胶、鹿角胶、龟板胶和鳖甲胶，一方面供制作过程中收膏用，另一方面具有滋补作用。如阿胶养血止血、滋阴润肺属养血剂，鹿角胶温肾助阳、生精补髓、活血散结属补阳药物；龟板胶滋阴潜阳，益肾健骨，养血补心；鳖甲胶滋阴潜阳，软坚散结，两者同属滋阴药等。

糖类主要为了改善口感，另外可补中缓急。对于糖尿病患者，目前主要用木糖醇替代冰糖和蜂蜜。

（二）遵循治法，精准遣药

任何中药都被赋予功效、性味。性与味是古人根据实际疗效反复验证然后归纳起来的认识，是中药性能的一个重要方面。

寒、热、温、凉四种药性，古时也称四气。此外，还有一些平性药，是指药性寒、热之性不甚显著、作用比较和缓的药物。其中也有微寒、微温的，但仍未越出四性的范围；所以平性是指相对的属性，而不是绝对性的概念。在治疗应用方面，《神农本草经》云："疗寒以热药，疗热以寒药。"《素问·至真要大论》云："寒者热之，热者寒之。"这是基本的用药规律。

五味，就是辛、甘、酸、苦、咸五种味，也是最基本的五种滋味。不同的味有不同的作用，味一致的药物，其作用也有相近或共同之处。"五味"在中医理论里被赋予阴阳属性，即辛、甘、淡属阳，酸、苦、咸属阴。具体而言，辛：有发散、行气、行血作用。一般治疗表症的药物，如麻黄、薄荷，或治疗气血阻滞的药物，如木香、红花等。甘：有补益、和中、缓急等作用。一般用于治疗虚症的滋补强壮药，如党参、熟地；拘急疼痛、调和药性的药物，如饴糖、甘草等。甘味药多质润而善于滋燥。酸：酸有收敛、固涩作用。一般具有酸味

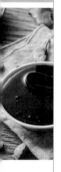

中医
心脏病证
调养膏方

的药物多用于治疗虚汗、泄泻等症，如山茱萸、五味子涩精敛汗，五倍子涩肠止泻。苦：具有泄和燥的作用。泄有指通泄的，如大黄，适用于热结便秘；有指降泄的，如杏仁，适用于肺气上逆的喘咳；有指清泄的，如栀子，适用于热盛心烦等症。咸：有软坚散结、泻下作用。多用以治疗瘰疬、痰核、痞块及热结便秘等症，如瓦楞子软坚散结，芒硝泻下通便等。

性与味显示了药物的部分性能和共性。只有认识和掌握每一药物的全部性能，以及性味相同药物之间同中有异的特性，才能全面而准确地了解和使用药物。例如两种药物都是寒性，但是味不相同，一是苦寒，一是辛寒，两者的作用就有差异。反过来说，假如两种药物都是甘味，但性不相同，一是甘寒，一是甘温，其作用也不一样。故清代徐大椿说："凡药之用，或取其气，或取其味……或取其所生之时，或取其所生之地，各以其所偏胜，而即资之疗疾，故能补偏救弊，调和脏腑，深求其理，可自得之。"

药物剂量选择要根据患者的年龄、体质、病程、病势等全盘考虑。一般老年人气血渐衰，对药物耐受较弱；小儿 5 岁以下通常用成人用量的四分之一；久病者应低于新病的剂量；峻补药物，用量尤不宜重。一般中药的常用内服剂量约 5 ~ 10g，部分常用量较大，为 15 ~ 30g。

四、膏方组方原则

膏方一般由 20 余味的中药组成，属大方、复方范畴，且服用时间较长，因此，制定膏方更应注重针对性。所谓针对性，是指应该针对患者的疾病性质和体质类型。另外，膏方中一般多含补益气血阴阳的药物，其性黏腻难化，若不顾实际情况，一味纯补峻补，每每会妨碍气血，于健康无益，甚至关门留寇，故配伍用药，至为重要。组方时尤应注意如下几个方面。

（一）辨证立法，治病求本

膏方不仅是滋补强壮的药品，更是治疗慢性疾病的最佳剂型，所以膏方的制订，首当重视辨证论治。医家应从病者错综复杂的症状中，分析出病因病机病位，判断正邪之盛衰进退，探求疾病之根源，从而确定固本清源的方药。中医的理、法、方、药特色，必须充分体现在膏方的脉案中，并且正确、科学地书写脉案，这样才能保证治疗的有序和准确。中医认为人体是一个统一的有机整体，各脏腑、组织、器官的生理、病理相互制约影响。因此，在临床适合膏方治疗的心血管疾病中的虚症，我们既可遇到心气虚、心血虚、心阴虚、心阳虚、心阳暴脱、心气血两虚、心气阴两虚，这些单个心脏之虚症，也常碰到心肝血虚、心肺气虚、心脾两虚、心肾不交、心肾阳虚及心胆不宁，这类复杂的心脏与相关脏腑的同病，甚至更为复杂的虚实夹杂症。切忌"头痛医头，脚痛医脚"，若用这种方法开出来的膏方，既无理、法、方、药的内容，又无君、臣、佐、使的规律，杂乱无章，患者服后，必定弊多利少。

（二）因疾制宜，灵活用药

人体体质的减弱，是病邪得以侵袭、疾病得以产生的主要原因，而体质每因年龄、性别、生活境遇、先天禀赋、后天调养等不同而各有差异，故选方用药也因人、因地、因时而异。一般而言，主要药物用量可较大，辅助药物用量一般低于主要药物剂量。

如根据因人而异考虑到：冠心病多见老年人脏气衰退，气血运行迟缓，膏方中多佐行气活血之品；妇女以肝为先天，有经、带、胎、产等特点，易于肝气郁滞，勿忘补血，如四物汤，辅以疏肝解郁之药；小儿为纯阳之体，不能过早服用补品，如果确实需要，多以甘淡之品调养，如四君子、六味地黄等；因中年人负担堪重，又多七情劳逸所伤，治疗时多须补泻兼施。

四时之气的升降沉浮对疾病会有不同程度的影响，古代医家

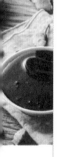

据此提出随时为病，当随病制方的治疗思想。如金元医家李杲在《脾胃论·脾胃将理法》中提出："春时有疾，于所用药内加清凉风药，夏月有疾加大寒之药，秋月有疾加温气之药，冬月有疾加大热药，是不绝生化之源也。"说明春天多风邪为患，须在方中加入祛风药，如荆芥、薄荷、菊花、桑叶之类；夏天有病多热疾，须加适量的寒凉药，如黄连、黄芩、石膏、知母之类；秋天有病多燥邪，宜加入温润气分之药，如杏仁、紫苏叶、桔梗、沙参之类。注意用药与四时相应，以适应温、热、寒、凉、升、降、沉、浮的规律，不绝生化之源。受这种思想的影响，结合各个季节的易发病症，则可以在不同的时令，根据病情及气候，采用相应的四时用药法，随症应变，亦可以用膏方的形式来治病及防病。故膏方不仅仅局限于冬令时节应用。

除此以外，又有诸多个体差异、地域气候的变化，均须详细分析，根据具体情况，制订不同的治疗计划。

（三）调理阴阳、脏腑及气血，以平为期

利用药物的偏胜之性，来纠正人体阴阳气血的不平衡，以求"阴平阳秘，精神乃治"，是中医养生和治病的基本思想，也是制订膏方的主要原则。

人体是一个有机的整体，脏与脏，脏与腑，在生理上互相联系、促进，在病理上相互影响。如心衰的病者，因心气不足，心脉瘀阻，而致肺气失降的咳喘，应温心阳调补。因此，临床中医用药治疗疾病时，非常注意调整各脏腑之间的关系，使其功能协调，才能收到较好的治疗效果。

气血是脏腑及其组织功能活动的主要物质，气血各有其不同功能作用，又相互为用。临床常常呈现虚实夹杂的复杂病理状态的病患，如心衰的病人，见咳血痰，属气虚不能摄血，如果对此忽略不见气虚，一味止血，或仅看到气虚，一味投补，未及时补气摄血，

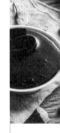

往往会难以奏效。

所以膏方用药，既要考虑"形不足者，温之以气""精不足者，补之以味"，又应根据病者的症状，针对瘀血等病理产物，适当加以行气、活血之品，疏其血气，令其条达，而致阴阳平衡。

（四）注重后天，健脾和胃

机体生命活动的持续和气血津液的生化，都有赖于脾胃运化的水谷精微，故称脾胃为气血生化之源，"后天之本"。清代著名医家叶天士曾谓"食物自适者即胃喜为补"，为临床药物治疗及食物调养的重要法则，同样适合于膏方的制订。口服膏方后，胃中舒服，能消化吸收，方可达到补益的目的，故膏方总宜佐以运脾健胃之品，或取檀香、炒麦芽，以醒脾开胃；或用桔梗、枳壳，以升降相因；或配伍陈皮、山楂、神曲以消食化积；中医习惯在服用膏方进补前，服一些开路药，或祛除外邪，或消除宿滞，或运脾健胃，处处照顾脾胃的运化功能，重视后天之本在防病和养生中的重要作用。

（五）通补相兼，动静结合

用膏方进补期间，既不能一味呆补，又不宜孟浪攻泄，而常取通补兼施、动静相合、并行不悖的方法。民间常以驴皮膏加南货制膏进补，时有腹胀便溏等不良反应发生，多因其不符合"通补相兼，动静结合"的原则。补品为"静药"，必须配合辛香走窜之"动药"，动静结合，才能补而不滞。临床可针对中老年人常见的心脑血管病，如高血压、高血脂、冠心病、脑梗死、糖尿病等，辨证选用"动药"，例如取附子温寒解凝，振奋心阳；取大黄、决明子通腑排毒，降低血脂；取葛根、丹参活血化瘀，净化血液等，与补药相配，相使相成，而起到固本清源之效。

膏方组成是一门学问，其多源于经方，而制订遵循辨证论治之法度，具备理、法、方、药之程序，一人一方，量体用药，方能达到增强体质、祛病延年的目的，不仅养生，更能治病。《医学源流论》

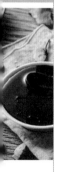

"欲用古方，必先审病所患之证，悉与古方前之所列之证皆合"阐明其道理。因膏方服用时间长，医者必须深思熟虑，立法力求平稳，不能小有偏差。偶有疏忽，与病情不合，不能竟剂而废，医生与病家皆遭损失。故开一般处方易，而膏方之制订难。

五、膏方适用对象

前面曾经谈到"膏方"是一种具有扶正滋补和治疗预防综合作用的成药，凡气血不足、五脏亏损、体质虚弱，均可使用膏方调治。因此，临床上个体是否适合膏方调治，必须首先实施辨证诊疗，若符合中医"扶正滋补"治则的对象，方可获益。

（一）中医常见心病的虚[2]

主要包括：心气虚、心血虚、心阴虚、心阳虚、心阳暴脱、心气血两虚、心气阴两虚、心肝血虚、心肺气虚、心脾两虚、心肾不交、心肾阳虚及心胆不宁等主要症型。具体辨证如下。

1. 心气虚：心悸怔忡，气短胸闷，动辄尤甚，神倦乏力，常自汗出，面色㿠白，舌淡苔白，脉虚无力。

2. 心血虚：心悸怔忡，失眠多梦，健忘，易惊，眩晕，面色无华，唇色淡白，舌淡，脉细无力。

3. 心阴虚：心悸怔忡，心烦失眠，健忘多梦，两颧潮红，五心烦热，潮热盗汗，口干咽燥，舌红少津，脉细数。

4. 心阳虚：心悸气短，心胸憋闷或心胸作痛，畏寒肢冷，神疲乏力，自汗，面色苍白或晦暗，舌淡胖或淡紫，脉微细，或结代，或迟弱。

5. 心阳暴脱：突然大汗淋漓，四肢厥冷，神志模糊，甚至昏迷，呼吸微弱，面色晦滞，口唇青紫，舌淡或紫暗，脉微欲绝。此证属临床危、急、重的症候，须综合治疗。

6. 心气血两虚：心悸怔忡，胸闷气短，神疲乏力，失眠，自汗，面色苍白无华，口唇淡白不荣，舌质淡，脉细弱无力。

7. 心气阴两虚：心悸怔忡，气短乏力，失眠多梦，虚烦不安，手足心热，口干，舌边尖红，苔少，脉细数无力。

8. 心肝血虚：心悸，怔忡，失眠，健忘，多梦易惊，头晕眼花，手足震颤，肢麻拘挛，爪甲不荣，面色无华，月经量少而色淡，甚至闭经，舌淡苔薄，脉细弱或弦细。

9. 心肺气虚：心悸，气短，久咳喘急，动则尤甚，痰液清稀，胸闷憋气，语声低微，自汗易感，面色㿠白，口唇青紫，舌淡苔白，脉沉弱或结代。

10. 心脾两虚：心悸，怔忡，失眠多梦，健忘，食少倦怠，腹胀便溏，头晕眼花，自汗乏力，面色萎黄，或皮下出血，月经或量多色淡，淋漓不尽，或量少，或经闭，舌质淡嫩，脉细弱。

11. 心肾不交：心悸，失眠，夜梦纷纭，健忘，眩晕，耳鸣，遗精，早泄，腰膝酸软，潮热，盗汗，口干颧红，舌红少苔或无苔，脉细数。

12. 心肾阳虚：心悸，怔忡，少尿水肿，畏寒肢冷，精神萎靡，喘促气短，胸闷作痛，唇甲青紫，舌质淡白或紫暗，苔白滑，脉沉微而数，或迟涩无力。

13. 心胆不宁：心悸怔忡，善惊易恐，坐卧不安，夜眠多梦，胸闷气短，时自汗出，舌质淡，苔薄白，脉虚数或细弦无力。

上述症候表现，实为纯虚症之症候，应作为选择膏方的基础条件。临床患者病情复杂多样，或虚实夹杂者，若以虚为主时，也可灵活化裁，只有这样，才能做到"师其法而不泥其方"。

（二）适合膏方调治的人群

1. 慢性虚证心血管病人的进补，补虚扶弱。凡心血管疾患者，若中医辨证属脏腑、气血阴阳津液虚弱者，都可以通过在医师指导下，针对疾病的不同本质，或调整阴阳，或调理气血，或调治脏腑，灵活选择服用适宜的膏方，达到扶正治病、改善生活质量的目的。

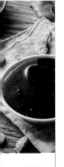

2. 亚健康者的进补，纠正亚健康状态。现代社会工作生活压力和劳动强度很大（主要为精神紧张，脑力透支），同时众多的应酬，无度的烟酒嗜好，长期不足的睡眠及休息，均可造成人体的各项正常生理机能大幅度变化，抗病能力下降，出现心慌、头晕、腰酸、疲倦、乏力、失眠等亚健康状态。膏方具有全面整体调节气血、脏腑及机体阴阳平衡，纠正亚健康状态，使人体恢复到最佳状态的作用。

3. 老长者的进补，抗衰延年。老年人，由于其生理特性，人体的各种机能都将随着年龄的增长，而出现趋向衰退的自然进程，此时，脏腑气血渐衰。如膏方调补，则能增强体质，预防早衰，延缓衰老。

4. 妇女的进补，调经美容。对于女性来说，为阴柔之体，具有经带胎产乳的生理特点，以血为用。另外，易被情绪所伤，因此易损耗血液，气机郁结，心理方面波动较大，可以产生心慌、失眠、面色不泽、脱发、胸闷等多种症状。膏方能从调补脏腑，理气、养血、安神着手，充分滋养全身脏器及皮肤腠理，为女性生理功能正常及皮肤红润、光泽和弹性提供保障。

5. 儿童、青少年的进补，增强抵抗力，助长健脑。小儿生肌旺盛，但脏腑娇嫩，气血未充，根据上述特点及个体差异，可以适当进补。尤其是小儿体虚者，不仅能提高免疫功能，而且能在体内贮存丰富的营养物质，为正常生长发育提供保障。

（三）不适合膏方治疗对象

膏方并非适合所有体质或疾病，一般下属情况，需慎用。

1. 辨证属单纯实症者，特别是患者实邪内盛者，常易闭门留寇，使病情复杂。

2. 体质强壮者，不需或不适宜补益治法。

3. 不辨证，滥用膏方。如虽为虚证，阴虚有热而用补阳药等不正确使用，均能产生不良的后果。

六、膏方服用季节

（一）冬令进补

膏方，又有人习惯称其为冬令膏方。顾名思义是在冬令季节里服用。为什么要在冬令时节服用膏方呢？这要从人的生命活动和自然气候环境息息相关说起。

自然界气候环境的运动变化，无时无刻不对人体产生影响。"春生、夏长、秋收、冬藏，此天地之大经也，弗顺则无以为纲纪。"根据一年四季的气候变化即春温、夏热、秋凉、冬寒，谨慎地起居饮食、衣着行走是十分重要的。秋冬季节是收获的重要季节，人体为适应外界渐冷的气候会做出相应的调整，血液在消化道为多，消化腺、消化酶分泌增多，消化机能增强，食欲旺盛，体内高热量食品需求增多，容易吸收，并把营养藏于体内，同时代谢降低，消耗减少。在《黄帝内经素问·四气调神大论篇》指出："冬三月，此谓闭藏，冰冻地坼，无扰乎阳，早卧晚起，必待日光，使志若伏若匿，若有私意，若己有得，去寒就温，无泄皮肤，使气亟夺，此冬气之应，养藏之道也。逆之则伤肾，春为痿厥，奉生者少。"这就是适应冬天气候环境，是一种养藏的方法。如果违反了这种冬令的养生方法，到了春天便易发生痿厥一类疾患，使人们对春生之气的适应能力减弱。

由此可见，冬季是一年四季中进补的最好季节。长期以来，人们就讲究"冬令进补"。在冬天，内服滋补膏方，强壮身体，到了来年春天，精神抖擞，步行矫捷，思维灵敏。在民间也有"冬令一进补，春天可打虎"的说法，是很有道理的。

（二）实时调补

有的中药房在一年四季均为患者加工膏方，这是不是说一年四季均可服用膏方呢？实际上，运用膏方进行冬令滋补是其使用的一个方面，另一方面，由于膏方既有滋补身体的作用，又有治疗预防

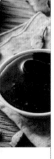

的功效，因此，不在冬季，如处在慢性损耗性疾病的过程中或大病后或手术后，患者身体非常虚弱时，可以采用膏方调治。根据虚弱情况，进行中医辨证，在滋补的同时，配合理气、和血、调中、化浊、通腑、安神、固涩、通络等药物一起使用。

中医的调补有很多方面选择，有药酒、药粥，还有药膳等，但在应用中药汤剂进行辨证施治后，继用膏方又是一个很重要的方面。一是它可以继续配伍其他治疗的药物，二是服用方便，三是符合虚弱身体进行缓慢康复的原则，其补益是王道缓缓收工，决不能采用霸道蛮补，否则孟浪用事不能达到目的。

因此，根据患者病情需要，并严格掌握膏方的使用方法，不在冬令季节，同样可以服用膏方。

七、膏方服用方法

临床上膏方的具体服法如下。一是根据病人的病情决定；二是考虑病人的体质、应时的季节、气候、地理条件等因素，做到因人、因时、因地制宜。一般来说，服用膏方多由冬至即"一九"开始，至"九九"结束。冬天为封藏的季节，滋补为主的膏方容易被机体吸收储藏，所以冬令是服用膏方的最佳季节。治疗为主的调治膏方可视病情需要，根据不同时令特点随季节处方。

（一）服用方式

1. 冲服　取适量膏滋，放在杯中，将白开水冲入搅匀，使之溶化，服下。如果方中用熟地、山萸肉、巴戟肉等滋腻药较多，且配药中胶类剂量又较大，则膏药黏稠较难烊化，应该用开水炖烊后再服。根据病情需要，也可将温热的黄酒冲入服用。因蜂蜜原因，部分人群用较高温度冲泡口感会变酸，建议用温开水或凉水冲泡时口感甜。

2. 调服　将胶剂如阿胶、鹿角胶等研细末，用适当的汤药或黄酒等，隔水炖热，调好和匀服下。

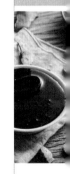

3. 噙化　亦称"含化"。将膏滋含在口中，让药慢慢在口中溶化，发挥药效，如治疗慢性咽炎所用的青果膏等。

（二）服用时间

1. 空腹服　《神农本草经》谓："病在四肢血脉者，宜空腹而在旦。"其优点是可使药物迅速入肠，并保持较高浓度而迅速发挥药效。滋腻补益药，宜空腹服，如空腹时服用肠胃有不适感，可以改在半饥半饱时服用。

2. 饭前服　一般在饭前 30 ~ 60 分钟时服药。病在下焦，欲使药力迅速下达者，宜饭前服。

3. 饭后服　一般在饭后 15 ~ 30 分钟时服药。病在上焦，欲使药力停留上焦较久者，宜饭后服。

4. 睡前服　一般在睡前 15 ~ 30 分钟时服用。补心脾、安心神、镇静安眠的药物宜睡前服。

（三）服用剂量

服药剂量的多少，应根据膏方的性质、疾病的轻重以及病人体质强弱等情况而决定。一般每次服用膏方取常用汤匙 1 匙为准（约合 15 ~ 20 毫升）。

药物分有毒无毒、峻烈缓和的不同。一般性质平和的膏方，用量可以稍大。凡有毒、峻烈的药物，用量宜小，并且应从小剂量开始，逐渐增加，以免中毒或耗伤正气。

轻病、慢性病，剂量不必过重；重病、急性病，用量可适当增加。因为病轻药重，药力太过，反伤正气；病重药轻，药力不足，往往贻误病情。

患者体质的强弱，性别的不同，在剂量上也应有差别。老年人的用药量应小于壮年；体质强的用量，可重于体质弱的病人；妇女用药量，一般应小于男子，而且妇女在经期、孕期及产后，又应小于平时，但主要仍需从病情等各方面做全面考虑。

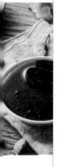

八、膏方制作

古法工艺膏方的定制加工流程，主要有七个步骤：配方、浸药、提取、浓缩、收膏、分装、凉膏。严格按照"一人一方一锅"的规范煎制膏方，通过定制的模式，真正做到无添加剂、无防腐剂、无明胶，保证了膏方的安全、绿色和可靠。

（一）膏方的制备

中医学在膏方的制备方面，通过长期实践积累了丰富的理论知识和加工经验。这些内容，一部分记载在有关的中医药典籍里，一部分蕴藏在老药工的实际经验中，均有待于不断发掘继承，发扬整理应用。

1. 配料

（1）配伍原则：用膏方治病，既可一味单方，又可使用复方。按照病情需要和用药法度，将两种以上药物合用，就是配伍。在配伍应用的情况下，药物与药物之间出现相互作用，既能相得益彰，又能相辅相成，更好地发挥药物的作用而增进疗效，减轻和消除副作用。在治疗方法上，单方药简功专，针对性强；复方药多效广，对较复杂的疾病症候全面照顾，更符合实际治疗需要。应根据具体病情辨证处方。

1）单用　单独使用一味药物制成膏方，如用人参治疗元气虚证，白术治疗脾气虚症，用熟地黄治疗肾阴虚证等。

2）复方　将两种或两种以上药物，按病情和配伍原则组成膏方，如天门冬与麦门冬同用，可增强养阴润燥作用；人参与黄芪同用，可增强补气健脾作用；旱莲草与女贞子同用，可增强滋补肝肾作用等。同时，药物合用可以减轻副作用，如"术附膏"中用蜂蜜，既可解除附子的毒性，又可取其甘缓，以缓解疼痛。补气养血膏中用了人参、生（熟）地黄、枸杞子、黄精等众多滋补药，少佐陈皮理气和胃，易消除滋补呆胃的副作用。

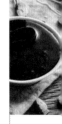

（2）用药剂量：临床多在一般汤剂处方诊治有效之后，在病情基本稳定或辨证清楚的基础上运用膏方。药物用量有轻重之分，一般虚损轻者用量宜少，而重者用量宜多。各医家运用药味及剂量有不同习惯，但一般每剂汤方饮片总量在 100 克左右，膏方在此有效处方上，增大 10～15 倍以上，形成有效的膏方剂量。因此，一料膏方的重量当在 1000 克以上，过少药力不强或不易制作或成本过高。另外加糖或蜂蜜 1000 克，共熬出膏汁约 1400 克，一般可服用一个半月。

上述药用剂量问题，可作为参考，具体临床开列膏方所用剂量，按中药学和近代医案中所用剂量，结合地区、节气、年龄、体质及病情等不同情况，辨证使用。

2. 炼蜜

蜂蜜是一种天然滋养食品，由单糖类的葡萄糖和果糖构成。蜂蜜不仅有滋养、润燥、解毒、美白养颜、润肠通便之功效；另外还具有一定的缓和、防腐、调味的作用。炼蜜的作用，在于既能驱除药性的偏激使之中和，又能除去蜂蜜中的水分及杂质，使药物品质上乘，保存持久。

（1）选蜜　选择优质蜂蜜是保证"膏剂"质量的关键。蜜以质厚色自如凝脂、味甜而香、兼有鲜味、黏性强者作为首选。但由于产地和气候的关系，加之蜜源植物分为单花蜜和杂花蜜，其品质有所差异。由于杂花蜜其蜜源多样，医疗保健的功效都相对稳定，常被认为更适合药用。

（2）炼蜜方法　将蜂蜜置于锅内加热，使之完全溶化，沸腾时用网筛或绢筛捞去上面浮沫，直至蜜中水分大部分蒸发，翻起大泡，呈老红色时，酌加约 10% 的冷水，再继续加热使沸，随后乘热倾出，用绢筛过滤，除去其杂质，即成炼蜜。

目前炼蜜老嫩的火候，大都是凭经验观察，少炼则嫩，黏性不足；多炼则老，坚硬不易化解。一般炼蜜以生蜜 500 克炼成 400 克左右

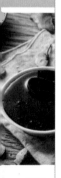

为标准。

（二）膏方的制法

膏方的制作经过主要包括浸泡、煎煮、浓缩、收膏、存放等几道工序。

1. 浸泡　核对处方及饮片，把胶类及可冲服细粉类药拣出另放留用。然后把其他药物统统放入容量相当的洁净砂锅内，加适量的水浸润饮片，令其充分吸收水分，稍后再加水使之高出药面 10 厘米左右，浸泡 24 小时。

2. 煎煮　把浸泡后的药料上火煎煮。先用大火煮沸，再用小火煮 1 小时左右，转为微火以沸为度，约 3 小时左右，此时药汁渐浓，即可用纱布过滤出头道药汁；再加清水浸润原来的药渣后即可上火煎煮，煎法同前，此为二煎；待至第三煎时，气味已淡薄，滤净药汁后即将药渣倒弃（如药汁尚浓时，还可再煎 1 次）。将前三煎所得所有药汁混合，静置后再沉淀过滤，以药渣愈少愈佳。

3. 浓缩　过滤净的药汁倒入锅中，进行浓缩，可以先用大火煎熬，加速水分蒸发，并随时撇去浮沫，让药汁慢慢变成稠厚，再改用小火进一步浓缩，此时应不断搅拌，因为药汁转厚时极易粘底烧焦。在搅拌到药汁滴在纸上不散开来为度，此时方可暂停煎熬。这就是经过浓缩而成的清膏。

4. 收膏　把蒸烊化开的胶类药与糖（以冰糖和蜂蜜为佳，糖尿病患者需慎重），倒入清膏中，放在小火上慢慢熬炼，不断用铲搅拌，直至能扯拉成旗或滴水成珠（将膏汁滴入清水中凝结成珠而不散）即可。另外，要注意在收膏的同时，可以放入准备好的药末（如鹿茸粉、人参粉、珍珠粉、琥珀粉、紫河车、三七粉、酸枣仁粉）。要求药末极细，在膏中充分抹匀。也可根据需要放入胡桃肉、桂圆肉、红枣肉等一起煎煮时取汁，在收膏时一起放入可充分发挥其作用。

待收好的膏冷却后，装入清洁干净的瓷质容器内，用干净纱布将容器口遮盖上，放置一夜。待完全冷却后，再加盖，放入阴凉处。

膏方的制作比较复杂，有特定的程序、容器和火候要求。为了达到预期效果，一般不提倡自制。

九、膏方存放

为了使膏方能在服用期间，保质且充分发挥药力以达到调补的目的，其存放方法，至关重要。

首先在膏方制作后，让其充分冷却，才可加盖。成品膏剂宜存放在广口玻璃瓶、瓷罐（锅、钵）中，亦可以用搪瓷烧锅存放，最好不用铝、铁锅作为盛器。

由于膏方用药时间较长，尽管时值冬季为多，现在多数家庭具备取暖条件和环境，或遇暖冬时就要更加小心，防止其发生霉变变质。一般情况下，多放在阴凉处，若放在冰箱冷藏更佳。若放在阴凉处而遇暖冬气温回升，应让其隔水高温蒸烊，但是忌直接将膏锅放在火上烧烊，这样就会造成锅裂和底焦。在膏药蒸烊后，一定要把盖打开，直至完全冷却，方可盖好。切不可让锅盖的水落在膏面上，否则会容易出现霉点。在每天服用膏方时，应该放一个固定的汤匙，以免把水分带进锅罐里而造成发霉变质。

一旦气候潮湿，或者天气变暖，在膏方上出现一些霉点，此时宜用清洁水果刀刮去表面有霉点的一层，再用隔水高温蒸烊。当然，如果霉点很多且在膏面的深处也见有霉点，这样就不能再服用了。

十、膏方服用禁忌

（一）说明

在使用膏方时，为了注意安全，保证疗效和质量，必须重视禁忌问题。用药禁忌，除了药物配伍中的"十八反""十九畏"等外，还有补膏用药禁忌、妊娠用药禁忌和服药禁忌三个方面。

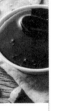

1. 补膏禁忌

①防止"闭门留寇"　在患者外邪未尽的情况下，不要过早使用补膏，以免留邪为患。必要时可在祛邪药中加入补益之品，以达到扶正祛邪、攻补兼施目的。另外，补益应与气血相应，应避免一味呆补，妨碍气血的运行规律。

②避免"虚不受补"　对于一般慢性虚证患者，只能缓缓调养，不宜骤补。如可于补益膏方中，酌情加入助运之药品，以免滋腻呆脾胃之弊。

③警惕"损阳耗津"　阳虚有寒忌清补，以免助阴损阳；阴津亏损忌用温补，以免助火伤阴。

2. 妊娠用药禁忌

妊娠期间，因为某些药物具有滑胎、堕胎的流弊，往往可以造成流产的后果，所以在临证时要注意药物的选用，注意妊娠用药禁忌。

3. 忌口

为了达到治疗目的，服药期间要求病人忌食某些食物，叫作"忌口"。近年来通过大量的临床和科学实验，忌口的范围已日渐缩小，而且日趋合理。如服人参膏时忌服萝卜；服首乌膏时，忌猪、羊血及铁剂；服滋补性膏方时，不宜饮茶。一般服药期间，应忌食生冷、油腻、辛辣等不易消化及有特殊刺激性的食物等。

习惯上认为萝卜、绿豆（包括绿豆制品，如粉丝等）是"解药"，不宜于人参同时服用，意思是含破坏人参中的有效成分。传统的中医理论认为萝卜的消食导滞作用和绿豆的寒凉解毒功能造成人参的作用不能发挥，人参的甘味补气生津的疗效将大大减弱。应该说，两者同时服用是不适宜的。从药理上讲，萝卜会加快人参有效成分的排泄，在人参作用尚未得到充分发挥，其营养成分未被人体吸收时，已经被排泄出体外了。由于膏方中有不少补益壅滞之品，对于消化不良者，服用食物以易消化为上，切忌服用或过多服用厚味腻滞之品，否则容易阻碍消化、吸收，从而不能起到理想的补益作用。

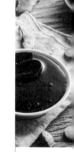

针对患者的体质，在膏方服用时，忌口更为重要。如：阴虚体质者在饮食上应避免过食辛热的食品，如狗肉、牛肉等，在烹调作料中控制姜、蒜、葱等辛辣调味品的数量，避免伤津助热；阳虚体质者忌用寒性食品，如西瓜、黄瓜等，尤其应慎冷饮瓜果之品，不能图一时之快，加重损伤阳气。

（二）合理服药

"一药一性，百病百方"。各种膏方，它们的功用各有不同，但无论哪种膏方，只可治疗一定的病证，而不能通治百病。补膏不能乱用，用错了，有害无益。对于一些阴阳俱虚、气血不足、数病同发的情况，治疗时必须仔细观察分析，谨慎选方，合理用药，以获佳效，切忌孟浪投药。

十一、膏方常见副反应

合理用药是中成药应用安全的重要保证。在合理应用的情况下，大量研究和临床实践表明：中药的安全性是较高的。合理使用包括正确的辨证选药、用法用量、使用疗程、禁忌证、合并用药等多方面。尽管中药膏方服用的对象，在辨证论治的原则指导下，规范处置，总的要求是以平和为准，但其中任何环节有问题，如药物来源渠道、质量、炮制等，都可能引发药物不良事件。

药物它既能起到防病治病的作用，也可引起不良反应。药物的两重性是药物作用的基本规律之一，中药膏剂也不例外。少数人服用膏方后，会出现不适反应，中成药使用中出现不良反应的主要原因[1]：①中药自身的药理作用或所含毒性成分引起的不良反应；②特异性体质对某些药物的不耐受、过敏等；③方药证候不符，如辨证不当或适应证把握不准确；④长期或超剂量用药，特别是含有毒性中药材的中成药，如朱砂、附子等，过量服用即可中毒；⑤不适当的中药或中西药的联合应用，如配伍相杀、相畏药。

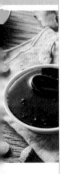

中药使用中出现的不良反应表现各异，临床最常见是消化系统症状，也可见皮肤黏膜系统症状、泌尿系统症状、神经系统症状、循环系统症状、呼吸系统症状、血液系统症状、精神症状或过敏性休克等的不良反应。常见主要表现：滋腻呆胃，纳食减少，反酸呕吐，腹部胀满；或齿浮口苦、鼻衄、面部生疖、大便秘结，皮疹等。

这些不良反应，可以在刚开始服用几天时出现，也可能在第二年春夏才出现。防治这些不良反应，首先在服用开路方时要注意，尽可能祛除湿浊，调整好胃肠功能。在服用几天后就出现不思饮食、腹胀时，应该暂停服用，最好咨询开方医师，或减量服用，或服 1 ~ 2 周理气和胃消导药后，再少量服用膏方，慢慢增加。

临床上预防中成药不良反应，要注意以下几个方面[1]。①加强用药观察及中药不良反应监测，完善中药不良反应报告制度。②注意药物过敏史。对有药物过敏史的患者应密切观察其服药后的反应，如有过敏反应，应及时处理，以防止发生严重后果。③辨证用药，采用合理的剂量和疗程。尤其是对特殊人群，如婴幼儿、老年人、孕妇以及原有脏器损害功能不全的患者，更应注意用药方案。④注意药物间的相互作用，中、西药并用时尤其要注意避免因药物之间相互作用而可能引起的不良反应。⑤需长期服药的患者要加强安全性指标的监测。一旦出现不良反应立即停药，并采取相应治疗措施。

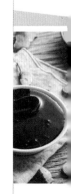

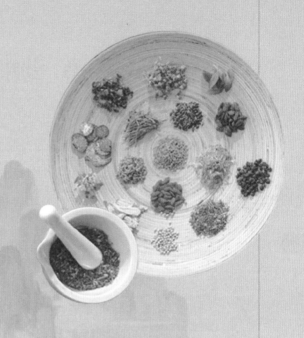

第二章

中医心脏疾病各论

第一节　动脉粥样硬化

动脉粥样硬化是动脉硬化的血管病中常见、重要的一种，因其在动脉内膜积聚的脂质外观呈黄色粥样而得名。病变常常累及大、中肌性动脉，一旦发展到足以阻塞动脉腔，则该动脉所供应的组织或器官将产生缺血或坏死，因缺血的组织器官差异从而表现多样。

目前认为：脂质代谢障碍为动脉粥样硬化病变的基础，其特点是受累动脉病变从内膜开始，最终导致动脉壁增厚变硬、血管管腔狭窄。动脉粥样硬化是心脑血管疾病的主要病理基础，全球每年约有两千万人死于动脉粥样硬化性疾病。

祖国医学并无"动脉粥样硬化"的病名，但根据其表现，主要归属"眩晕、头痛、痴呆、中风、胸痹、真心痛、脉痹"等病症范畴。

1. 临床分期及临床表现

（1）临床分期

1）无症状期　从早期的病理变到动脉粥样硬化形成，但尚无器官或组织受累的临床表现。

2）缺血期　由于血管狭窄而产生器官缺血的症状。

3）坏死期　由于血管内急性血栓形成，使管腔闭塞而产生器官或组织坏死的表现。

4）纤维化期　因长期缺血，器官组织纤维化萎缩而引起症状。

（2）临床表现

主要是相关器官组织受累后出现的症状。一般表现可有脑力和体力衰退，触诊桡动脉等体表动脉时，可发现变粗、变长、迂曲和变硬。由于受累动脉部位差异，常有主动脉及其分支、冠状动脉、颈动脉、

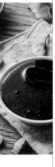

脑动脉、肾动脉、肠系膜动脉和四肢动脉硬化等。

1）主动脉粥样硬化　大多数病人无特异症状，胸部 X 线检查可发现主动脉结向左上方凸出，有时可见片状或弧状钙质沉着阴影。

2）冠状动脉粥样硬化　可引起心绞痛、心肌梗死、心肌纤维化、心律失常等。

3）脑动脉粥样硬化　脑缺血可引起眩晕、站立步态不稳、晕厥等症状，脑动脉血栓形成或破裂时引起脑血管意外"中风"的表现。

4）肾动脉粥样硬化　可引起肾功能不全、肾萎缩或顽固性高血压，也可出现肾动脉血栓形成。

5）四肢动脉粥样硬化。以下肢较多见，可出现间歇性跛行、下肢疼痛，触诊下肢动脉搏动减弱或消失，如动脉完全闭塞将引起脱疽。

2. 理化检查

早期不容易诊断，高龄患者如检查发现血脂异常，X 线、超声及动脉造影发现血管狭窄性或扩张性病变应首先考虑本病。若发展到相当程度，尤其是器官明显病变时，可结合 X 线、多普勒超声、CT 血管造影、磁共振显像血管造影、动脉造影进行诊断。

3. 辨证膏方

动脉粥样硬化中医病因包括：禀赋不足，年老体衰，肾精亏损，或过食肥甘，脾胃受损，或情志过极，五志所伤，或毒邪侵犯机体，逐渐造成脏腑功能紊乱，津液不能正常输布代谢，痰滞体内，毒邪煎熬，熏蒸血液，血凝成瘀。其病理属"本虚标实"之证，本虚包括气虚、阴虚、阳虚；动脉粥样硬化的主要症候包括痰瘀互结证、气阴两虚证、气虚血瘀证和气滞血瘀证[4]。膏方主要适合于临床具有气阴两虚证、气虚血瘀证特质动脉硬化病人的调治。

（1）气阴两虚症

【症候】　神疲乏力，口干少饮，舌质红或淡，脉细弱。

【治法】　益气养阴，活血通脉。

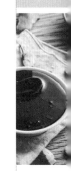

膏方：生脉散合人参养荣汤加减

生脉散源于金·张元素撰写《医学启源·卷之下十二》："麦门冬气寒，味微苦甘，治肺中（伏）火，（脉）气欲绝。加五味子、人参（二）味，为生脉散，补肺中元气不足，须用之。"方中人参甘温，益元气，补肺气，生津液，故为君药。麦门冬甘寒养阴清热，润肺生津，故为臣药。人参、麦冬合用，则益气养阴之功益彰。五味子酸温，敛肺止汗，生津止渴，为佐药。三药合用，一补一润一敛，益气养阴，生津止渴，敛阴止汗，使气复津生，汗止阴存，气充脉复，故名"生脉"。

人参养荣汤源于宋·陈师文等撰《太平惠民和剂局方·卷之五》："治积劳虚损，四肢沉滞，骨肉酸疼，吸吸少气，行动喘㖞，小腹拘急，腰惊悸，咽干唇燥，饮食无味，阴阳衰弱，悲忧惨戚，多卧少起。久者积年，急瘦削，五脏气竭，难可振复。又治肺与大肠俱虚，咳嗽下痢，喘乏少气，呕吐。白芍药（三两），当归、陈皮、黄芪、桂心（去粗皮）、人参、白术（煨）、甘草（炙），各一。"本方用养血之品熟地、当归、白芍；补气之品人参、黄芪、茯苓、白术、甘草、陈皮，为"血不足而补其气""此阳生则阴长"治疗之义；且人参、黄芪、五味子以补肺脏；甘草、陈皮、茯苓、白术，以健脾气；当归、白芍则以养肝血；熟地以滋补肾阴；远志能通肾气上达于心；桂心能导诸药入营生血；故五脏交养互益，故能统治诸病，而其要则归于养荣也。

【组成】　人参100g、麦冬100g、五味子80g、阿胶100g、女贞子150g、当归150g、黄芪200g、白术120g、茯苓150g、肉桂80g、熟地黄150g、炙远志120g、陈皮80g、白芍150g、炙甘草100g。

药理研究证实[5]：何首乌可抑制外源性脂质的吸收，山楂、黄芪、荷叶等能抑制内源性脂质的合成，常可选择何首乌

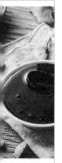

100g、荷叶 200g、山楂 200g，加入组方共同制膏。

【图解】

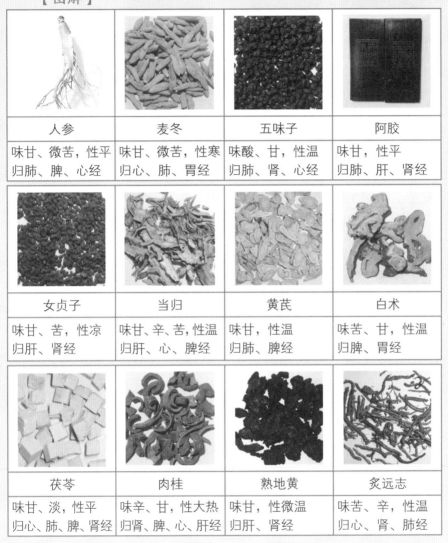

人参	麦冬	五味子	阿胶
味甘、微苦，性平 归肺、脾、心经	味甘、微苦，性寒 归心、肺、胃经	味酸、甘，性温 归肺、肾、心经	味甘，性平 归肺、肝、肾经
女贞子	当归	黄芪	白术
味甘、苦，性凉 归肝、肾经	味甘、辛、苦，性温 归肝、心、脾经	味甘，性温 归肺、脾经	味苦、甘，性温 归脾、胃经
茯苓	肉桂	熟地黄	炙远志
味甘、淡，性平 归心、肺、脾、肾经	味辛、甘，性大热 归肾、脾、心、肝经	味甘，性微温 归肝、肾经	味苦、辛，性温 归心、肾、肺经

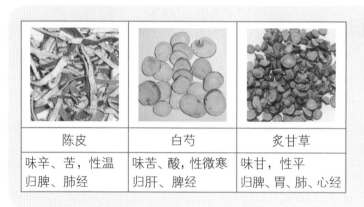

陈皮	白芍	炙甘草
味辛、苦，性温 归脾、肺经	味苦、酸，性微寒 归肝、脾经	味甘，性平 归脾、胃、肺、心经

【用法】　每次 15～20g，每日 2 次。一般在空腹或两餐之间，用温开水冲服为宜。

（2）气虚血瘀症

【症候】　面色淡白或晦滞，身倦乏力，气少懒言，疼痛如刺，常见于胸胁，痛处固定不移，拒按，舌淡暗或有紫斑，脉沉涩。

【治法】　益气活血，祛瘀止痛。

膏方：保元汤合血府逐瘀汤

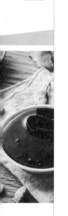

保元汤出自明·魏直撰写《博爱心鉴》："人参益内，甘草和中，实表宜用黄芪，助阳须凭官桂。前三味得三才之道体，后一味扶一命之巅危。"《古今名医方论》引柯韵伯：参、芪非桂引道，不能独树其功；桂不得甘草和平气血，亦不能绪其条理。

血府逐瘀汤源于《医林改错》，"所治之病，开列于后"，有头痛，胸痛，胸不任物，胸任重物，天亮出汗，食自胸右下，心里热（名曰灯笼病），瞀闷，急躁，夜睡梦多，呃逆，饮水即呛，不眠，小儿夜啼，心跳心忙，夜不安，俗言肝气病，干呕，晚发一阵热。

【组成】　人参 100g、黄芪 200g、桃仁 100g、红花 100g、当归 100g、生地黄 150g、川芎 100g、赤芍 100g、柴胡 80g、桔梗

80g、陈皮 80g、白术 120g、白芍 100g。

药理研究证实[5]：虎杖、决明子可抑制外源性脂质的吸收，红曲、山楂、泽泻等能抑制内源性脂质的合成，其常用剂量为虎杖 100g、决明子 150g、红曲 100g、山楂 200g、泽泻 100g，可选择加入组方制膏。

【图解】

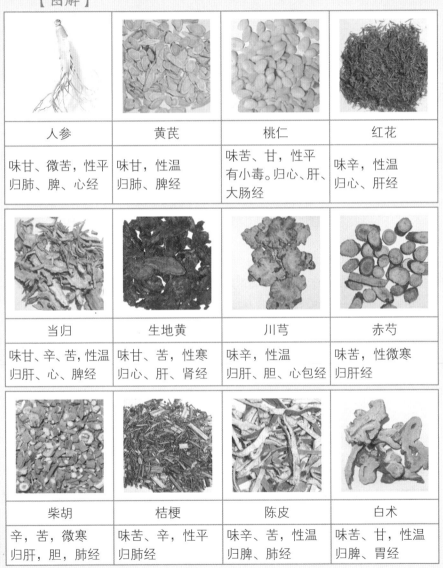

人参	黄芪	桃仁	红花
味甘、微苦，性平 归肺、脾、心经	味甘，性温 归肺、脾经	味苦、甘，性平 有小毒。归心、肝、大肠经	味辛，性温 归心、肝经
当归	生地黄	川芎	赤芍
味甘、辛、苦，性温 归肝、心、脾经	味甘、苦，性寒 归心、肝、肾经	味辛，性温 归肝、胆、心包经	味苦，性微寒 归肝经
柴胡	桔梗	陈皮	白术
辛，苦，微寒 归肝，胆，肺经	味苦、辛，性平 归肺经	味辛、苦，性温 归脾、肺经	味苦、甘，性温 归脾、胃经

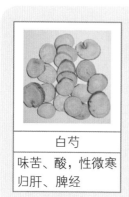

白芍
味苦、酸，性微寒 归肝、脾经

【用法】 每次 15～20g，每日 2 次。一般在空腹或两餐之间，用温开水冲服为宜。

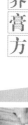

第二节　心力衰竭

心力衰竭（简称心衰）是由于任何心脏结构或功能异常导致心室充盈或射血能力受损所致的一组复杂临床综合征，其主要表现为呼吸困难（活动耐量受限）和乏力，以及体液潴留（肺淤血和外周水肿）。心衰为各种心脏病的严重和终末阶段。根据心衰发生时间、速度、严重程度可分为慢性心衰和急性心衰。

心衰是一种慢性、自发进展性疾病。临床上，从心衰的危险因素进展成结构性心脏病，出现心衰症状、直到难治性终末期心衰，可分为前心衰（A）、前临床心衰（B）、临床心衰（C）和难治性终末期心衰（D）4 个阶段。本病属于中医学的"喘症、水肿、痰饮"等病范畴。

1. 临床表现

心衰患者多因运动耐量降低、液体潴留以及其他心性或非心源性疾病就诊。

（1）症状 患者表现可有所不同，从呼吸困难、外周水肿加重到威胁生命的肺水肿或心源性休克，均可出现。早期患者出现原因不明的疲乏或运动耐力明显减低，可能是左心功能降低的最早期征兆，继续发展可出现劳力性呼吸困难、夜间阵发性呼吸困难、不能平卧等。

（2）体征 可发现心率比平时增加 15 ~ 20 次 / 分钟，左心室增大、舒张早期或中期奔马律、肺动脉瓣第二音亢进、两肺尤其肺底部有湿性啰音，还可有干啰音和哮鸣音。右心衰患者，则可出现颈静脉充盈、肝颈静脉回流征阳性、肝脏充血（肝脏肿大），以及水肿，如下肢和骶部水肿，胸腔、心包积液和腹水。

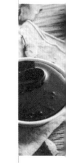

2. 理化检查

（1）超声心动图 可判断心包、心肌或心脏瓣膜基础性疾病；分析心脏结构及功能各指标。测量左心室射血分数可反映左心室功能情况。

（2）心电图 可提供既往心肌梗死、左心室肥厚、广泛心肌损害及心律失常等信息。对心律失常或怀疑存在无症状性心肌缺血时，应当作动态心电图。

（3）实验室检查 全血细胞计数、尿液分析、血生化（包括钠、钾、钙、血尿素氮、肌酐、肝酶和胆红素、血清铁 / 总铁结合力）、空腹血糖和糖化血红蛋白、血脂及甲状腺功能等。

（4）生物学标志物 B 型利钠肽（BNP）或 N 末端 B 型利钠肽原 [（NT-proBNP）] 测定，有助于因呼吸困难而疑为心衰患者的诊断和鉴别诊断。

（5）X 线胸片 可提供心脏增大、肺淤血、肺水肿及原有肺部疾病的信息。

（6）心衰的特殊检查 如心脏核磁共振（CMR）、冠状动脉造影、核素心室造影及核素心肌灌注和（或）代谢显像等，有利于进一步明确患者的病因。

3. 辨证膏方

针对患者所处的慢性心衰的不同阶段，应在西医治疗的基础上，运用中医辨证论治方法，形成个体化治疗方案[6]。心衰的基本中医症候特征为：本虚标实、虚实夹杂。本虚以气虚为主，常兼有阴虚、阳虚；标实以血瘀为主，常兼痰、饮等，每因外感、劳累等加重。本虚是心衰的基本要素，决定了心衰的发展趋势；标实是心衰的变动因素，影响着心衰的病情变化，本虚和标实的消长决定了心衰的发展演变。心衰中医基本症候特征可用气虚血瘀统驭，在此基础上可有阴虚、阳虚的转化，常兼见痰、饮。益气、活血、利水为心衰的治疗大法。心衰失代偿的急性加重期多表现为本虚不支，标实邪盛，甚至阴竭阳脱，常需住院治疗，既要积极固护气阴或气阳以治本，更需加强活血、利水、化痰、解表、清热以治标，必要时需急救回阳固脱；代偿阶段的慢性稳定期多表现为本虚明显，标实不甚，应以益气、养阴或温阳固本调养，酌情兼以活血化瘀、化痰利水治标。按专家共识涉及常见中医复合证型：气虚血瘀症、阳气亏虚血瘀症、气阴两虚血瘀症，具体辨证施治如下[6, 7]。

（1）气虚血瘀

【症候】 气短，喘息，乏力，心悸，倦怠懒言，活动易劳累，自汗，语声低微，面色、口唇紫暗。舌脉：舌质紫暗（或有瘀斑、瘀点或舌下脉络迂曲青紫），舌体不胖不瘦，苔白，脉沉、细或虚无力。

【治法】 益气活血，或兼以化痰利水。

膏方：保元汤合血府逐瘀汤加减

保元汤出自明·魏直撰写《博爱心鉴》："人参益内，甘草和中，实表宜用黄芪，助阳须凭官桂。前三味得三才之道体，后一味扶一命之巅危。"《古今名医方论》引柯韵伯：参、芪非桂引道，不能独树其功；桂不得甘草和平气血，亦不能绪其条理。

血府逐瘀汤源于清·王清任的活血化瘀名方，《医林改错》："所治之病，开列于后，有头痛，胸痛，胸不任物，胸任重物，天亮出汗，食自胸右下，心里热（名曰灯笼病），瞀闷，急躁，夜睡梦多，呃逆，饮水即呛，不眠，小儿夜啼，心跳心忙，夜不安，俗言肝气病，干呕，晚发一阵热。"方中桃仁破血行滞而润燥，红花活血祛瘀以止痛，共为君药。赤芍、川芎助君药活血祛瘀；牛膝活血通经，祛瘀止痛，引血下行，共为臣药。生地黄、当归养血益阴，清热活血；桔梗、枳壳，一升一降，宽胸行气；柴胡疏肝解郁，升达清阳，与桔梗、枳壳同用，尤善理气行滞，使气行则血行，以上均为佐药。桔梗并能载药上行，兼有使药之用；甘草调和诸药，亦为使药。合而用之，使血活瘀化气行，则诸症可愈，为治胸中血瘀证之良方。

【组成】 人参100g、炙黄芪250g、茯苓200g、肉桂40g、桃仁100g、红花100g、紫草100g、当归150g、生地黄150g、川芎80g、赤芍100g、柴胡80g、桔梗80g、陈皮60g、白术120g、白芍120g、炙甘草50g。

【图解】

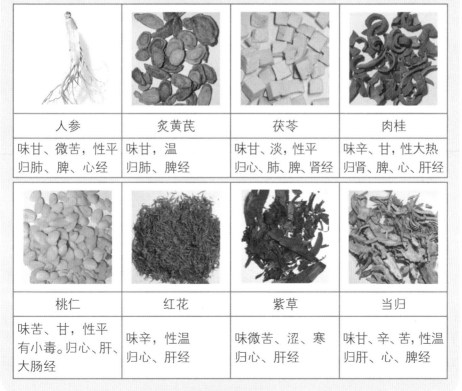

人参	炙黄芪	茯苓	肉桂
味甘、微苦，性平 归肺、脾、心经	味甘，温 归肺、脾经	味甘、淡，性平 归心、肺、脾、肾经	味辛、甘，性大热 归肾、脾、心、肝经
桃仁	红花	紫草	当归
味苦、甘，性平 有小毒。归心、肝、大肠经	味辛，性温 归心、肝经	味微苦、涩、寒 归心、肝经	味甘、辛、苦，性温 归肝、心、脾经

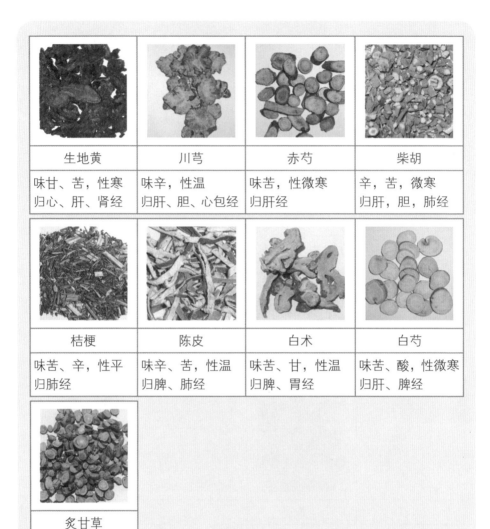

生地黄	川芎	赤芍	柴胡
味甘、苦，性寒 归心、肝、肾经	味辛，性温 归肝、胆、心包经	味苦，性微寒 归肝经	辛，苦，微寒 归肝，胆，肺经
桔梗	陈皮	白术	白芍
味苦、辛，性平 归肺经	味辛、苦，性温 归脾、肺经	味苦、甘，性温 归脾、胃经	味苦、酸，性微寒 归肝、脾经
炙甘草			
味甘，性平 归脾、胃、肺、心经			

【用法】 每次 15～20g，每日 2 次。心衰患者多虚实夹杂者，一般在两餐之间，用温开水冲服为宜。

（2）气阴两虚血瘀

【症候】 气短，喘息，乏力，心悸，口渴、咽干，自汗，盗汗，手足心热，面色、口唇紫暗。舌质暗红或紫暗（或有瘀斑、瘀点或舌下脉络迂曲青紫），舌体瘦，少苔，或无苔，或剥苔，或有裂纹，脉细数无力或结代。

【治法】　益气养阴活血，或兼以化痰利水。

生脉散源于金·张元素撰《医学启源·卷之下十二》："麦门冬气寒，味微苦甘，治肺中（伏）火，（脉）气欲绝。加五味子、人参（二）味，为生脉散，补肺中元气不足，须用之。"方中人参甘温，益元气，补肺气，生津液，故为君药。麦门冬甘寒养阴清热，润肺生津，故为臣药。人参、麦冬合用，则益气养阴之功益彰。五味子酸温，敛肺止汗，生津止渴，为佐药。三药合用，一补一润一敛，益气养阴，生津止渴，敛阴止汗，使气复津生，汗止阴存，气充脉复，故名"生脉"。

血府逐瘀汤见上（略）。

【组成】　人参或西洋参120g、麦冬120g、五味子100g、玉竹100g、黄精100g、山萸肉200g、阿胶200g、桃仁100g、红花100g、紫草100g、当归150g、生地黄150g、川芎80g、赤芍100g、柴胡80g、桔梗80g、陈皮60g、白术120g、白芍120g、甘草50g。

【图解】

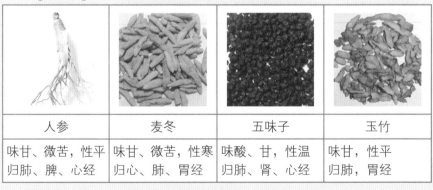

人参	麦冬	五味子	玉竹
味甘、微苦，性平 归肺、脾、心经	味甘、微苦，性寒 归心、肺、胃经	味酸、甘，性温 归肺、肾、心经	味甘，性平 归肺、胃经

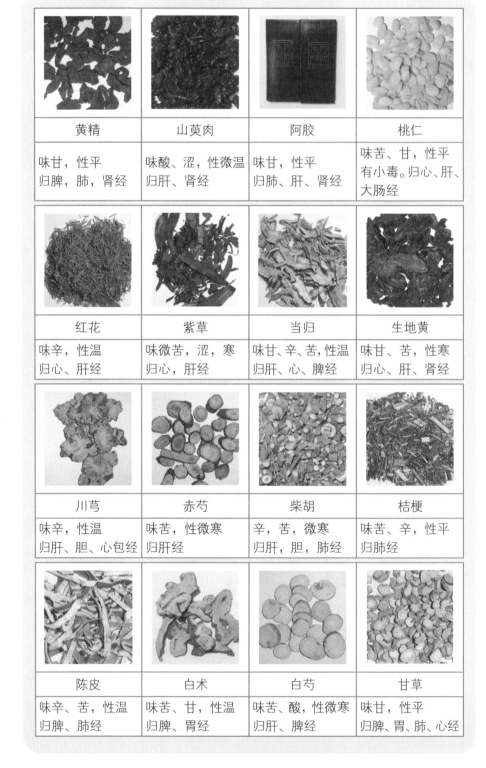

黄精	山萸肉	阿胶	桃仁
味甘，性平 归脾，肺，肾经	味酸、涩，性微温 归肝、肾经	味甘，性平 归肺、肝、肾经	味苦、甘，性平 有小毒。归心、肝、 大肠经
红花	紫草	当归	生地黄
味辛，性温 归心、肝经	味微苦，涩，寒 归心，肝经	味甘、辛、苦，性温 归肝、心、脾经	味甘、苦，性寒 归心、肝、肾经
川芎	赤芍	柴胡	桔梗
味辛，性温 归肝、胆、心包经	味苦，性微寒 归肝经	辛，苦，微寒 归肝，胆，肺经	味苦、辛，性平 归肺经
陈皮	白术	白芍	甘草
味辛、苦，性温 归脾、肺经	味苦、甘，性温 归脾、胃经	味苦、酸，性微寒 归肝、脾经	味甘，性平 归脾、胃、肺、心经

中医

心脏病证

调养膏方

（3）阳气亏虚血瘀

【症候】　气短，喘息，乏力，心悸，怕冷和（或）喜温，胃脘、腹、腰、肢体冷感，冷汗，面色、口唇紫暗。舌脉：舌质紫暗（或有瘀斑、瘀点或舌下脉络迂曲青紫），舌体胖大，或有齿痕，脉细、沉、迟无力。

【治法】　益气温阳活血，或兼以化痰利水。

膏方：真武汤合血府逐瘀汤加减

《伤寒论·辨太阳病脉证并治》："太阳病，发汗，汗出不解，其人仍发热，心下悸，头眩，身瞤动，振振欲擗地者，真武汤主之。"《伤寒论·辨少阴病脉证并治》："少阴病，二三日不已，至四五日，腹痛，小便不利，四肢沉重疼痛，自下利者，此为有水气。其人或咳，或小便利，或下利，或呕者，真武汤主之。"

本方为治疗脾肾阳虚，水湿泛溢的基本方。中医认为：水之制在脾，水之主在肾，脾阳虚则湿失运化，肾阳虚则水不化气而致水湿内停，故小便不利；水湿泛溢于四肢，肢体浮肿；水湿流于肠间，则腹痛下利；上逆肺胃，则或咳或呕；水气凌心，则心悸；水湿中阻，清阳不升，则头眩。若由太阳病发汗太过，耗阴伤阳，阳失温煦，加之水渍筋肉，则身体筋肉瞤动、站立不稳。其证因于阳虚水泛，故治疗当以温阳利水为基本治法。本方以附子为君药，本品辛甘性热，用之温肾助阳，以化气行水，兼暖脾土，以温运水湿。臣以茯苓利水渗湿，使水邪从小便去；白术健脾燥湿。佐以生姜之温散，既助附子温阳散寒，又合苓、术宣散水湿。白芍亦为佐药，其义有四：一者利小便以行水气，《本经》言其能"利小便"，《名医别录》亦谓之"去水气，利膀胱"；二者柔肝缓急以止腹痛；三者敛阴舒筋以解筋肉瞤动；四者可防附子燥热伤阴，有利久服缓治。

血府逐瘀汤见上（略）。

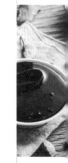

【组成】　附子 80g、人参 100g、茯苓 200g、泽泻 100g、白术 100g、白芍 80g、桃仁 100g、红花 100g、当归 150g、生地黄 150g、山茱萸 150g、川芎 80g、赤芍 100g、土鳖虫 80g、五加皮 80g、桔梗 80g、陈皮 60g、甘草 50g。

【图解】

附子	人参	茯苓	泽泻
味辛、甘，性大热有毒。归心、肾、脾经	味甘、微苦，性平 归肺、脾、心经	味甘、淡，性平 归心、肺、脾、肾经	味甘、淡，性寒 归肾、膀胱经

白术	白芍	桃仁	红花
味苦、甘，性温 归脾、胃经	味苦、酸，性微寒 归肝、脾经	味苦、甘，性平有小毒。归心、肝、大肠经	味辛，性温 归心、肝经

当归	生地黄	山茱萸	川芎
味甘、辛、苦，性温 归肝、心、脾经	味甘、苦，性寒 归心、肝、肾经	味酸、涩，性微温 归肝、肾经	味辛，性温 归肝、胆、心包经

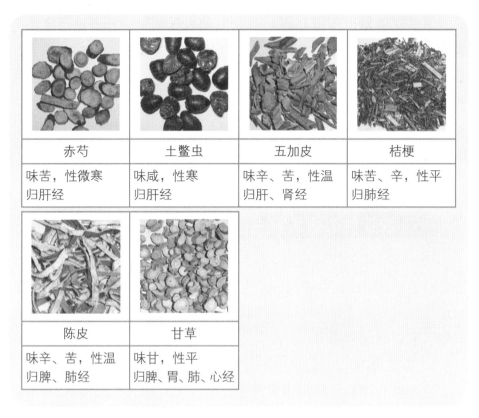

赤芍	土鳖虫	五加皮	桔梗
味苦，性微寒 归肝经	味咸，性寒 归肝经	味辛、苦，性温 归肝、肾经	味苦、辛，性平 归肺经
陈皮	甘草		
味辛、苦，性温 归脾、肺经	味甘，性平 归脾、胃、肺、心经		

【用法】　每次 15～20g，每日 2 次。心衰患者多虚实夹杂者，一般在两餐之间，用温开水冲服为宜。

第三节　心律失常

心律失常（arrhythmia）是由于窦房结激动异常或激动产生于窦房结以外，激动的传导缓慢、阻滞或经异常通道传导，即心脏活动的起源和（或）传导障碍导致心脏搏动的频率和（或）节律异常。

心律失常是心血管疾病中常见的一组疾病，病因十分复杂，可单独发病，亦可与其他心血管病或非心血管疾病所伴发。其对人体

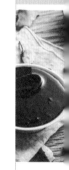

的危害性主要取决于其病因、对血流动力学的影响和可能产生的并发症。临床上，严重心律失常多发生于原有器质性心脏病的病人，甚至危及生命。按心律失常发作时心率的快慢，临床可分为快速性和缓慢性心律失常两大类。

心律失常多属祖国医学"心悸、怔忡、昏厥、厥证"等疾病的范畴。中医古籍医书所记载的数脉、极脉、脱脉、促脉、结脉、代脉、迟脉等，均为心律失常的脉诊表现。

一、快速性心律失常

快速性心律失常可分为：室上性快速心律失常和室性心律失常。前者常包括：窦性心动过速、房性期前收缩、房性心动过速、室上速、加速性交界区自主心律、心房颤动及心房扑动等。后者主要是室性早搏、室性心动过速等。

1. 临床表现

快速性心律失常的临床表现主要取决于心律失常的性质、类型、持续时间、发作时的心室率、器质性心脏受损程度、心功能状态及对血流动力学影响的程度。病情较轻的快速性心律失常，如偶发的房性期前收缩及室性期前收缩等对人体的血流动力学影响甚小，这类患者可仅有较轻的临床症状，如偶感心跳不规则、有间歇感，时作时止，或无明显的临床症状；较严重的快速性心律失常的病人，如窦性心动过速、阵发性心房扑动、快速型心房颤动、阵发性室上性心动过速等，常有明显的心悸、头晕、胸闷、心绞痛、出汗、低血压；严重的快速性心律失常病者，如持续性室性心动过速等，易出现呼吸困难、晕厥、心力衰竭、休克、抽搐，甚至猝死。

临床应着重询问患者有无高血压、冠心病、瓣膜病、心肌病、心肌炎等器质性心脏病的证据，判断患者是否患有器质性心脏病。由于心律失常的类型不同，临床表现各异，主要有以下几种表现。

（1）冠状动脉供血不足的表现

快速性心律失常均可引起冠状动脉血流量降低，但较少引起心

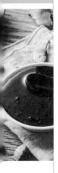

肌缺血。然而，如冠心病的患者发生快速性心律失常时，则诱发或加重心肌缺血。主要表现为胸闷、气短、心绞痛、急性心肌梗死等。

（2）心功能不全的表现

快速性心律失常均可引起心室充盈或射血能力的受损，特别在心脏结构损害的心脏病患者，会诱发或加重心功能损害，主要表现为咳嗽、气短、呼吸困难、倦怠、乏力等。

（3）脑动脉供血不足的表现

快速性心律失常对脑血流量的影响也不同。脑血管功能正常者，上述血流动力学的障碍不致造成严重后果，倘若脑血管发生病变时，则足以导致脑供血不足，其表现为头晕、乏力、视物模糊；持续性心房纤颤患者，还易形成血栓，脱落的血栓可阻塞颅内脑血管，则可引起暂时性全盲，甚至失语、瘫痪、抽搐、昏迷等一过性或永久性的脑损害表现。

（4）肾动脉供血不足的表现

快速心律失常发生后，肾脏的血流量也可导致不同程度的减少，临床表现可有少尿、蛋白尿、氮质血症等。

（5）体征

脉搏跳动不规则，或大于 100/ 分钟。心脏听诊时，有心速率或节律的变化，心音强弱也可出现异常。发生与心率相关的体征或症状时，心率多大于 150 次 / 分钟。

2. 理化检查

常规体表心电图检查若能发现心律失常起源的部位，则是诊断本病最便捷、传统和经济的心律失常诊断方法。动态心电图也称 Holter 检测，是通过 24 小时连续记录心电图，能在不影响患者日常活动情况下，记录到较详细、全面的心律失常发作的种类、频率、性质、发作方式等信息，甄别心律失常的部位属房性或室性、阵发性或持续性等，主要用于弥补体表心电图只能做短暂记录的不足。

血液分析、血液生化、甲状腺功能的测定有助于临床贫血、电

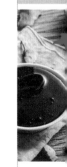

解质紊乱、心肌缺血、心力衰竭、休克和甲状腺亢进引起快速性心律失常的病因诊断。另外，超声心动图、心电图运动负荷试验、放射性核素显影、心血管造影、心脏电生理等无创和有创性检查，主要用于心血管专科进一步确诊或排除器质性心脏病，区别心律失常预后属良性或恶性。

3. 辨证膏方

《素问·痹论》："心痹者，脉不通，烦则心下鼓。"《素问·平人气象论》："乳之下，其动应衣，宗气泄也。"快速性心律失常的病位在心，其病机概括起来不外正虚和邪盛两个方面。其邪盛为风热、温热、痰浊、血瘀；而正虚为心、脾、肾功能失调，阴阳气血不足。辨别虚损的脏腑，针对性遣方用药调补病者的气血阴阳，是合理使用膏方防治本病的关键。

（1）心气不足症

【症候】 心悸怔忡，胸闷气短，活动后则加重或头晕乏力，自汗，舌质淡苔薄白，脉动数或结代。

【治法】 益气养阴，养心复脉。

推荐方剂：五味子汤加减

源于宋·陈自明著《外科精要卷下，论痈疽口干作渴症不同第四十九》："五味子汤，治肾水枯涸，口燥舌干。"五味子1两，黄耆（炒）3两，人参2两，麦门冬1两，粉草（炙）5钱。其方药物组成实为生脉散加炙黄芪、炙甘草而成。生脉散人参、麦冬等量，两者用量倍于五味子，而五味子汤虽以五味子为名，实人参用量倍于五味子及麦冬，加之炙黄芪、炙甘草之力，其补气之功远胜于养阴。

【组成】 人参200g、炙黄芪250g、麦冬100g、五味子100g、干姜80g、黄精150g、龙骨300、牡蛎300、浮小麦250g、甘松150g、丹参250g、灵芝150g、炙甘草100g。

【图解】

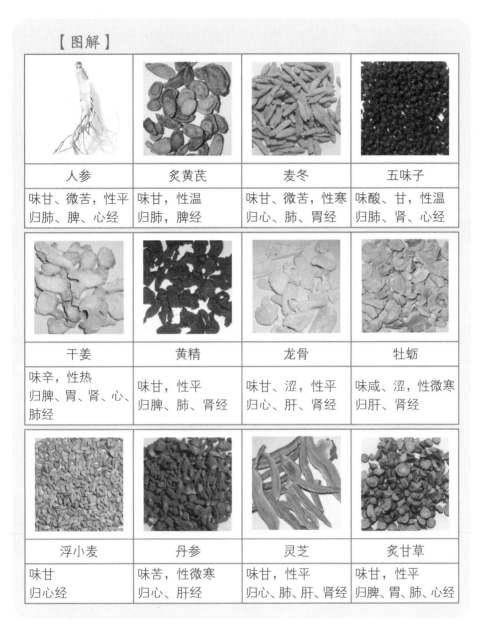

人参	炙黄芪	麦冬	五味子
味甘、微苦，性平 归肺、脾、心经	味甘，性温 归肺，脾经	味甘、微苦，性寒 归心、肺、胃经	味酸、甘，性温 归肺、肾、心经
干姜	黄精	龙骨	牡蛎
味辛，性热 归脾、胃、肾、心、肺经	味甘，性平 归脾、肺、肾经	味甘、涩，性平 归心、肝、肾经	味咸、涩，性微寒 归肝、肾经
浮小麦	丹参	灵芝	炙甘草
味甘 归心经	味苦，性微寒 归心、肝经	味甘，性平 归心、肺、肝、肾经	味甘，性平 归脾、胃、肺、心经

【用法】　每次 15～20g，每日 2 次。空腹用温开水冲服为宜。

（2）气阴两虚症

【症候】　心中悸动，胸闷气短，或心前区隐痛，疲乏无力，动则汗出，盗汗口干，五心烦热，颧红，失眠健忘，舌红苔薄白少津，脉促或结代。

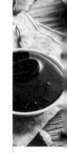

【治法】 益气养阴，补血复脉。

源于汉·张仲景著《伤寒论·辨太阳病脉证并治》："伤寒脉结代，心动悸，炙甘草汤主之。"具有益气滋阴，通阳复脉之功效。主治阴血阳气虚弱，心脉失养证。脉结代，心动悸，虚羸少气，舌光少苔，或质干而瘦小者。原方组成：炙甘草、干地黄、生白芍各18g，麦冬15g，阿胶、麻仁各9g。

《伤寒溯源集》卷2："此方以炙甘草为君，故名炙甘草汤。又能使断脉复续，故又名复脉汤。甘草生能泻心下之痞，熟能补中气之虚，故以为君。生姜以宣通其郁滞，桂枝以畅达其卫阳，入大枣而为去芍药之桂枝汤，可解邪气之留结。麦冬生津润燥，麻仁油滑润泽，生地黄养血滋阴，通血脉而益肾气。阿胶补血走阴，乃济水之伏流所成，济为十二经水中之阴水，犹人身之血脉也，故用之以导血脉。诸药合用，滋而不腻，温而不燥，使气血充足，阴阳调和，则心动悸、脉结代，皆得其平。临床常用于治疗功能性心律不齐、期外收缩、冠心病、风湿性心脏病、病毒性心肌炎、甲状腺功能亢进等而有心悸、气短、脉结代等属阴血不足，阳气虚弱者。

【组成】 人参100g、黄芪250g、麦冬150g、地黄250g、五味子100g、甘松100g、酸枣仁150g、首乌藤150g、天门冬150g、白术150g、琥珀100g、百合150g、火麻仁100g、生甘草50g。

中医
心脏病证
调养膏方

【图解】

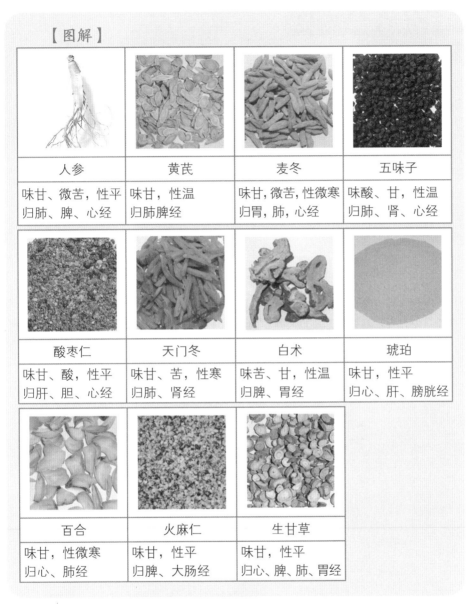

人参	黄芪	麦冬	五味子
味甘、微苦，性平 归肺、脾、心经	味甘，性温 归肺脾经	味甘，微苦,性微寒 归胃,肺,心经	味酸、甘，性温 归肺、肾、心经
酸枣仁	天门冬	白术	琥珀
味甘、酸，性平 归肝、胆、心经	味甘、苦，性寒 归肺、肾经	味苦、甘，性温 归脾、胃经	味甘，性平 归心、肝、膀胱经
百合	火麻仁	生甘草	
味甘，性微寒 归心、肺经	味甘，性平 归脾、大肠经	味甘，性平 归心、脾、肺、胃经	

【用法】 每次 15～20g，每日 2 次。空腹用温开水冲服为宜。

（3）心脾两虚症

【症候】 心悸怔忡，少气懒言，眩晕健忘，食少纳呆，面色萎黄，神疲乏力，口唇色淡，遇事易惊，舌质淡嫩，苔薄白，脉结代。

【治法】 健脾养心，生血复脉。

推荐方剂：归脾汤加减

源于明·薛己《正体类要·卷下方药》："归脾汤，治跌仆等症，气血损伤；或思虑伤脾，血虚火动，寤而不寐；或心脾作痛，怠情嗜卧，怔忡惊悸，自汗，大便不调；或血上下妄行，其功甚捷。"原方组成：白术当归白茯苓黄（炒）龙眼肉远志酸枣仁（炒，各一钱）木香（五分）甘草（炙，三分）人参（一钱），上姜枣水煎服。

《医方集解·补养之剂》："此手少阴、足太阴药也。血不归脾则妄行，参、术、黄芪、甘草之甘温，所以补脾；茯神、远志、枣仁、龙眼之甘温酸苦，所以补心，心者，脾之母也。当归滋阴而养血，木香行气而舒脾，既以行血中之滞，又以助参、芪而补气。气壮则能摄血，血自归经，而诸症悉除矣。"

本方多由思虑过度，劳伤心脾，气血亏虚所致，治疗以益气补血，健脾养心为主。心藏神而主血，脾主思而统血，思虑过度，心脾气血暗耗，脾气亏虚则体倦、食少；心血不足则见惊悸、怔忡、健忘、不寐、盗汗；面色萎黄，舌质淡，苔薄白，脉细缓均属气血不足之象。方中以人参、黄芪、白术、甘草甘温之品补脾益气以生血，使气旺而血生；当归、龙眼肉甘温补血养心；茯苓（多用茯神）、酸枣仁、远志宁心安神；木香辛香而散，理气醒脾，与大量益气健脾药配伍，复中焦运化之功，又能防大量益气补血药滋腻碍胃，使补而不滞，滋而不腻；用法中姜、枣调和脾胃，以资化源。配伍特点：一是心脾同治，重点在脾，使脾旺则气血生化有源，方名归脾，意在于此；二是气血并补，但重在补气，意即气为血之帅，气旺血自生，血足则心有所养；三是补气养血药中佐以木香理气醒脾，补而不滞。

【组成】 人参120g、炙黄芪250g、白术150g、茯神200g、甘松100g、制远志150g、龙眼肉150g、木香100g、当归100g、干姜80g、炙甘草50g。

【图解】

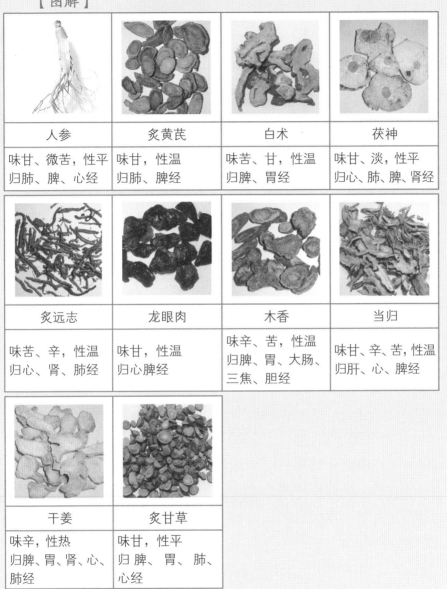

人参	炙黄芪	白术	茯神
味甘、微苦，性平 归肺、脾、心经	味甘，性温 归肺、脾经	味苦、甘，性温 归脾、胃经	味甘、淡，性平 归心、肺、脾、肾经

炙远志	龙眼肉	木香	当归
味苦、辛，性温 归心、肾、肺经	味甘，性温 归心脾经	味辛、苦，性温 归脾、胃、大肠、三焦、胆经	味甘、辛、苦，性温 归肝、心、脾经

干姜	炙甘草
味辛，性热 归脾、胃、肾、心、肺经	味甘，性平 归脾、胃、肺、心经

【用法】 每次 15 ~ 20g，每日 2 次。空腹用温开水冲服为宜。

二、缓慢性心律失常

缓慢性心律失常是指窦性心动过缓、窦性静止、传导阻滞（主要是窦房传导阻滞、房室传导阻滞）等以心率减慢为特征的疾病[8]。

1. 临床表现

轻度缓慢性心律失常，如窦性心动过缓轻者（心率 50～60 次 / 分钟），可无症状，或仅有轻微症状出现；而严重的心率缓慢，或心动过缓－心动过速表现，可造成乏力、头晕、黑蒙、低血压、心绞痛、心力衰竭加重、晕厥前兆或晕厥等血流动力学障碍。有些心动过缓（如三度房室阻滞）可继发 QT 间期延长而发生尖端扭转性室性心动过速（TdP），产生心源性脑缺血症状。

体征：脉诊多表现为迟、沉涩或弱特点，心率往往少于 50 次 / 分钟，部分病人可在缓慢心率基础上交替出现短暂的心动过速，而见乍迟乍数的脉象。

应积极寻找患者的可能诱因，包括肺栓塞、急性下壁心肌梗死、心肌炎、低血容量、低氧、心包填塞、张力性气胸、酸中毒、药物因素、体温过低、甲状腺功能减退和高钾血症等。

2. 理化检查

常规体表心电图是诊断缓慢性心律失常最简便的方法，心律失常发作时的心电图记录是确诊心律失常性质的重要依据。动态心电图也称 Holter 监测，通过 24 小时连续记录心电图，可能记录到较全面的发现心律失常属窦性心动过缓、窦性停搏、窦房传导阻滞、房室传导阻滞、室内传导阻滞或病态窦房结综合征等发作的证据，弥补体表心电图只能做短暂记录的不足。对于不能确诊者，则需要进行窦房结功能激发试验，如运动试验、阿托品试验、异丙肾上腺素试验和窦房结功能的电生理检查。

血液生化和甲状腺功能测定可有助电解质紊乱、心肌缺血和甲状腺减退引起缓慢性心律失常的病因诊断。超声心动图、心电图运动负荷试验、放射性核素显影、心血管造影等无创和有创性检查有助于确诊或排除器质性心脏病。

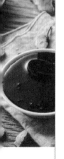

3. 辨证膏方

本病特征是迟脉，为脏腑虚损、阳虚阴盛所致，其病位在心，病理演变过程，又同时兼有血瘀、痰浊等标实，病理性质常本虚标实相互影响，以心肾阳虚为主。故治疗以温通心脉为基本大法，包括温扶心阳、温运脾阳、温补肾阳，兼顾活血、化痰等法[9]。

（1）心阳不足症

【症候】　胸闷而痛，心悸，气短，头晕，四肢不温，面色㿠白，自汗，舌淡胖，苔白滑，脉迟缓或结代。

【治法】　益气回阳，养血安神。

推荐方剂：参附汤加减

源于南宋·严用和著《重订严氏济生方》："主治元气大亏，阳气暴脱，汗出粘冷，四肢不温，呼吸微弱，或上气喘急，或大便自利，或脐腹疼痛，面色苍白，脉微欲绝。"现用于心力衰竭见有上述症状者。

方中人参甘温大补元气；附子大辛大热，温壮元阳。二药相配，共奏回阳周脱之功。《删补名医方论》说："补后天之气，无如人参；补先天之气，无如附子，此参附汤之所由立也，……二药相须，用之得当，则能瞬息化气于乌有之乡，顷刻生阳于命门之内，方之最神捷者也。"

【组成】　人参 200g、附子 80g、黄芪 400g、茯苓 400g、细辛 30g、干姜 80g、黄精 150g、当归 150g、白术 150g、川芎 100g、五加皮 100g、灵芝 150g、甘草 50g。

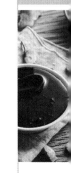

【图解】

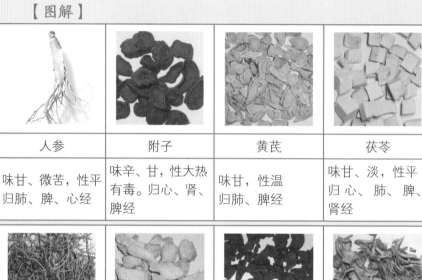			
人参	附子	黄芪	茯苓
味甘、微苦，性平 归肺、脾、心经	味辛、甘，性大热 有毒。归心、肾、脾经	味甘，性温 归肺、脾经	味甘、淡，性平 归心、肺、脾、肾经
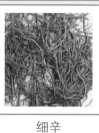	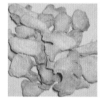		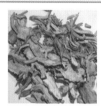
细辛	干姜	黄精	当归
味辛，性温 归心、肺、肾经	味辛，性热 归脾、胃、肾、心、肺经	味甘，性平 归脾、肺、肾经	味甘、辛、苦，性温 归肝、心、脾经
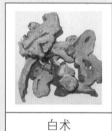	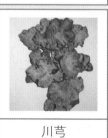	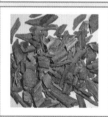	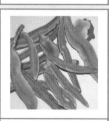
白术	川芎	五加皮	灵芝
味苦、甘，性温 归脾、胃经	味辛，性温 归肝、胆、心包经	味辛，苦，性温 归肝、肾经	味甘，性平 归肺、心、脾经

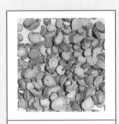

甘草
味甘，性平 归心、脾、胃、肺经

【用法】 每次 15～20g，每日 2 次。空腹用温开水冲服为宜。

（2）心脾阳虚症

【症候】 胸闷而痛，心悸气短，眩晕时作，或突然昏仆不省人事，腹胀纳少，腹痛喜温，大便溏薄清稀，四肢不温，舌淡胖，脉沉迟无力。

【治法】 益气养心，温运脾阳。

推荐方剂：附子理中汤

源于南宋·陈言《三因极一病症方论·卷二－中寒治法》："其由大附子（炮去皮脐）人参干姜（炮）甘草（炙）白术（各等分），上为锉散。每服四大钱，水一盏半，煎七分，去滓，不以时服；口噤，则斡开灌之。""附子理中汤，治五脏中寒，口噤，四肢强直，失声不语。昔有武士守边，大雪，出帐外观瞻，忽然晕倒，时林继作随行医官，灌以此药两剂遂醒。"方中补骨脂、吴茱萸、肉豆蔻、五味予取四神丸之意，温肾暖脾，涩肠止泻；党参、白术、茯苓、甘草益气健脾，与温中暖肠胃的熟附子、干姜、吴茱萸配合，运脾土，振奋中阳，中阳振复，升发运转，可使清升浊降，肠胃功能恢复正常；陈皮、砂仁理气健脾开胃；厚朴调气导滞；黄檗炭清化湿热毒邪，又苦以坚阴；甘草、大枣益气和中，调和诸药。上药合用，脾肾两补，温中寓涩，调

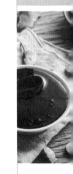

气导滞。

【组成】　人参150g、附子80g、黄芪300g、饴糖300g、肉豆蔻200g、山药300g、干姜80g、白术150g、川芎100g、补骨脂100g、吴茱萸60g、砂仁120g、甘草50g。

【图解】

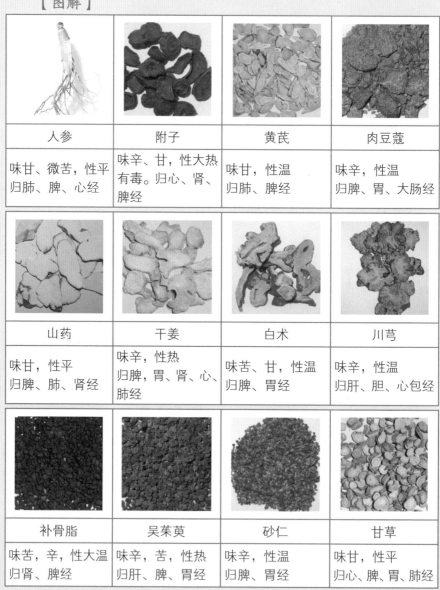

人参	附子	黄芪	肉豆蔻
味甘、微苦，性平 归肺、脾、心经	味辛、甘，性大热 有毒。归心、肾、脾经	味甘，性温 归肺、脾经	味辛，性温 归脾、胃、大肠经
山药	干姜	白术	川芎
味甘，性平 归脾、肺、肾经	味辛，性热 归脾，胃、肾、心、肺经	味苦、甘，性温 归脾、胃经	味辛，性温 归肝、胆、心包经
补骨脂	吴茱萸	砂仁	甘草
味苦，辛，性大温 归肾、脾经	味辛、苦，性热 归肝、脾、胃经	味辛，性温 归脾、胃经	味甘，性平 归心、脾、胃、肺经

【用法】　每次 15 ~ 20g，每日 2 次。空腹用温开水冲服为宜。

（3）心肾阳虚症

【症候】　胸闷而痛，心悸气短，眩晕时作，或突然昏仆不省人事，畏寒肢冷，腰膝酸软，面浮肢肿，尤以下肢为盛，唇甲暗淡青紫，苔白滑，脉细弱迟或结代。

【治法】　温肾助阳，益气养心。

推荐方剂：参附汤合右归饮

右归饮来源明·张介宾《景岳全书》卷五十一德集新方八阵——补阵。

右归饮：此益火之剂也，凡命门之阳衰阴盛者，宜此方加减主之，此方与大补元煎出入互用，宜加泽泻二钱，煎成用凉水浸服之尤妙。主治：肾阳不足，阳衰阴胜，腰膝瘦痛，神疲乏力，畏寒肢冷，咳喘，泄泻，脉弱，以及产妇虚火不归元而发热者。本方用附子、肉桂温补肾阳以煦暖全身，但纯用热药势必伤阴，故取六味丸中之山药、萸肉、熟地以滋阴，使阳有所附，枸杞补肝肾，杜仲益肾强腰脊，炙甘草补中和肾，合成甘温壮阳之剂。

【组成】　熟地黄 200g、附子 80g、山茱萸 200g、枸杞 200g、茯苓 200g、杜仲 100g、肉桂 100g、川芎 100g、淫羊藿 150g、补骨脂 150g、菟丝子 150g、甘草 50g。

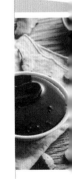

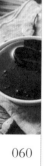

【图解】

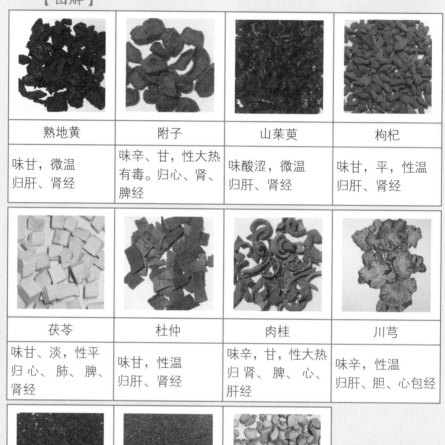

熟地黄	附子	山茱萸	枸杞
味甘，微温 归肝、肾经	味辛、甘，性大热 有毒。归心、肾、脾经	味酸涩，微温 归肝、肾经	味甘，平，性温 归肝、肾经

茯苓	杜仲	肉桂	川芎
味甘、淡，性平 归心、肺、脾、肾经	味甘，性温 归肝、肾经	味辛，甘，性大热 归肾、脾、心、肝经	味辛，性温 归肝、胆、心包经

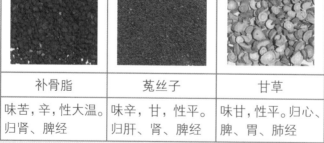

补骨脂	菟丝子	甘草
味苦，辛，性大温。 归肾、脾经	味辛，甘，性平。 归肝、肾、脾经	味甘，性平。归心、脾、胃、肺经

【用法】　每次 15～20g，每日 2 次。空腹用温开水冲服为宜。

第四节　高血压病

原发性高血压（primary hypertension）是以体循环动脉压升高为主要临床表现的心血管综合征，通常简称为高血压。高血压常与其他心血管病危险因素共存，是重要的心脑血管疾病危险因素，可损伤重要脏器，如心、脑、肾的结构和功能，最终导致这些器官的功能衰竭。本病属于中医"眩晕""头痛""中风"等范畴。

1. 临床表现

（1）症状。大多数起病缓慢，缺乏特殊临床表现，导致诊断延迟，仅在测量血压时或发生心、脑、肾等并发症时才被发现。常见症状有头晕、头闷、头胀、头痛、颈项发紧、疲劳、心悸等，也可出现视力模糊、鼻出血等较重症状，典型的高血压头痛与血压升高有关，在血压下降后即可消失。若高血压患者可以同时合并其他原因的头痛时，头痛往往与血压水平无相关性，例如精神焦虑性头痛、偏头痛、青光眼等。如果突然发生严重头晕或眩晕，要注意可能是脑血管病或者降压过度、直立性低血压。高血压患者还可以出现受累器官的症状，如胸闷、气短、心绞痛、多尿等。另外，有些症状可能是降压药的不良反应所致。

（2）体征。高血压体征一般较少。周围血管搏动、血管杂音、心脏杂音等是重点检查的项目。应重视的是颈部、背部两侧肋脊角、上腹部脐两侧、腰部肋脊处的血管杂音，较常见。心脏听诊可有主动脉瓣区第二心音亢进、收缩期杂音或收缩早期喀喇音。有些体征常提示继发性高血压可能，例如腰部肿块提示多囊肾或嗜铬细胞瘤；下肢动脉弱或无脉，下肢血压明显低于上肢，听诊狭窄血管周围有

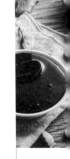

明显血管杂音，提示主动脉缩窄；向心性肥胖、紫纹与多毛，提示皮质醇增多症。

2. 理化检查

（1）基本项目。血液生化（钾、空腹血糖、总胆固醇、甘油三酯、高密度脂蛋白胆固醇、低密度脂蛋白胆固醇和尿酸、肌酐）；全血细胞计数、血红蛋白和血细胞比容；尿液分析（潜血、蛋白、糖和尿沉渣镜检）；心电图。

（2）推荐项目。24 小时动态血压监测、超声心动图、颈动脉超声、餐后 2 小时血糖、血同型半胱氨酸、尿白蛋白定量、尿蛋白定量、眼底、胸部 X 线检查、脉搏波传导速度以及踝臂血压指数等。

（3）选择项目。对怀疑为继发性高血压患者，根据需要可以分别选择以下检查项目：血浆肾素活性、血和尿醛固酮、血和尿皮质醇、血游离钾氧基肾上腺素及甲氧基去甲肾上腺素、血和尿儿茶酚胺、动脉造影、肾和肾上腺超声、CT 或 MRI、睡眠呼吸监测等。对有并发症的高血压患者，进行相应的脑功能、心功能和肾功能检查。

3. 辨证膏方

《素问·阴阳应象大论篇》曰："年四十，而阴气自半也，起居衰矣。年五十，体重，耳目不聪明矣。年六十，阴痿，气大衰，九窍不利，下虚上实，涕泣俱出矣。"认为肾虚是高血压的病理基础，阳虚阴乘是其重要病机之一，治宜重补肾益气、温阳利水。《丹溪心法》提出"无痰则不作眩"，认为痰湿中阻是发病的主要病机，脾阳不足则土不制水，可致阳虚水气上逆。叶天士则认为："久发、频发之恙，必伤及络，络乃聚血之所，久病必瘀闭。"

临床实践证明，中医对高血压病有很好的防治效果，但必须分清虚实、辨证准确、施治合理、选药恰当。治疗上应特别注意通补结合，通是通络化瘀，补为调补阴阳气血，平时病缓，以治本为主，血压偏高时，则治其标，以通为主，标本兼顾，做到补而不滞邪，通而不伤正，通补共用，从整体出发，调整机体阴阳平衡，从根本

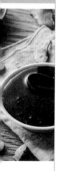

上解除高血压病发生发展的内在原因即所谓谨守病机，各司其所，疏其血气，令其调达，而致平和，才能在临床中取得更好的治疗效果。其病机与肾气渐衰、阴虚阳亢有关，尤以肝肾阴虚、肝阳上亢为主。故本病的发病与脾、肝、肾有关。根据具体临床表现不同，适合膏方调治的分型为 [10] 肝阳上亢型、痰浊中阻型、气血亏虚型、肾精不足型。

（1）肝阳上亢症

【症候】 眩晕，耳鸣，头目胀痛，口苦，失眠多梦，遇烦劳郁怒而加重，甚则仆倒，颜面潮红，急躁易怒，肢麻震颤，舌红苔黄，脉弦或数。

【治法】 平肝潜阳，清火息风。

膏方：天麻钩藤饮加减

天麻钩藤饮出自现代中医胡光慈先生《中医内科杂病症治新义》，治疗"高血压，头痛，晕眩，失眠"。方中天麻、钩藤、石决明平肝熄风；栀子，黄芩清肝泻火；杜仲、桑寄生补益肝肾；夜交藤、朱茯神养心安神；益母草活血利水；牛膝活血通络，引血下行。诸药合用，共成清热平肝，潜阳熄风之效。

近代药理和临床研究表明 [11]，该方中多数药都有不同程度的降压作用。如天麻具有降血压、减慢心率、舒张外周血管和增加心脑血流等作用；钩藤及钩藤碱能使血压明显下降；石决明含有大量钙质，而低钙饮食是高血压病的病因之一；黄芩中所含黄芩甙及黄芩苷元能直接扩张血管，使血压下降。通过大量的临床实验发现天麻钩藤饮治疗高血压病远期疗效满意，还可预防高血压患者并发症的发生。

【组成】 天麻100g、钩藤100g、石决明150g、栀子100g、黄芩100g、川牛膝120g、杜仲100g、益母草100g、菊花100g、桑寄生150g、夜交藤100g、茯神120g。

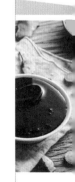

【图解】

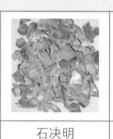			
天麻	钩藤	石决明	栀子
味甘，性平 归肝经	味甘，性凉 归肝、心包经	味咸，性寒 归肝经	味苦，性寒 归心、肺、三焦经

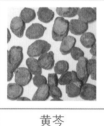	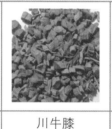	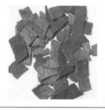	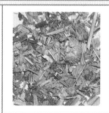
黄芩	川牛膝	杜仲	益母草
味苦，性寒 归肺、心、肝、胆、大肠经	味甘、微苦，性平 归肝、肾经	味甘，性温 归肝、肾经	味辛、苦，性微寒 归肝、肾、心包经

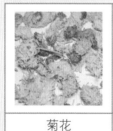	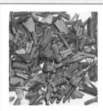	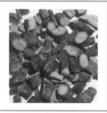	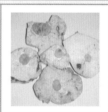
菊花	桑寄生	夜交藤	茯神
味辛、甘、苦，性微寒 归肺、肝经	味苦、甘，性平 归肝、肾经	味甘，性平 归心、肝经	味甘、淡，性平 归心、肺、脾、肾经

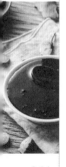

【用法】 每次 15～20g，每日 2 次。温开水冲服为宜。

（2）痰浊中阻症

【症候】 眩晕，头重如裹，头目胀闷，恶心欲呕，胸闷，心烦口苦，旋转错觉，甚则仆倒在地，不省人事，鼾声大作或癫狂痴呆，舌红或淡嫩，苔白腻或黄腻，脉滑或弦滑。

【治法】 健脾祛湿，化痰熄风。

膏方：半夏白术天麻汤加减

半夏白术天麻汤出自清代医家程钟龄《医学心悟》："眩，谓眼黑；晕者，头旋也……头旋眼花，非天麻半夏不除是也，半夏白术天麻汤主之。"方中半夏燥湿化痰，降逆止呕；天麻平肝熄风，止头眩，合二药为治风痰眩晕头痛之要药，故共为君药。白术、茯苓健脾燥湿，既增君药祛湿痰、止晕眩之功，又杜生痰之源，共为臣药。橘红理气化痰，脾气顺则痰消；生姜兼制半夏之毒又和大枣调和脾胃，共为佐药。甘草和中调药，为使药。风痰并治，标本兼顾，主次分明。

现代临床药理研究也表明[12]，半夏白术天麻汤不仅能明显改善痰湿壅盛型高血压病病人的临床症状，促进血压的稳定降低，减轻体重，调节血脂异常，还具有明显改善盐敏感性以及胰岛素抵抗的作用。

【组成】 法半夏 150g、白术 150g、天麻 150g、陈皮 100g、茯苓 250g、葛根 200g、泽泻 150g、甘草 60g、生姜 60g、大枣 60g。

【图解】

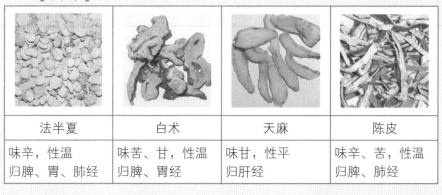

法半夏	白术	天麻	陈皮
味辛，性温 归脾、胃、肺经	味苦、甘，性温 归脾、胃经	味甘，性平 归肝经	味辛、苦，性温 归脾、肺经

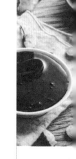

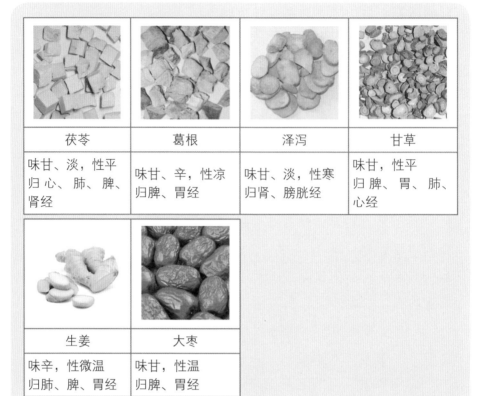

茯苓	葛根	泽泻	甘草
味甘、淡，性平 归心、肺、脾、肾经	味甘、辛，性凉 归脾、胃经	味甘、淡，性寒 归肾、膀胱经	味甘，性平 归脾、胃、肺、心经
生姜	大枣		
味辛，性微温 归肺、脾、胃经	味甘，性温 归脾、胃经		

【用法】　每次 15～20g，每日 2 次。温开水冲服为宜。

（3）气血亏虚症

【症候】　眩晕动则加剧，劳累即发，面色萎黄，神疲乏力，倦怠懒言，唇甲不华，发色不泽，心悸少寐，纳少腹胀，舌淡苔薄白，脉细弱。

【治法】　补益气血，调养心脾。

膏方：归脾汤加减

　　归脾汤出自宋代严永和《济生方》："治思虑过度，劳伤心脾，健忘怔忡。"方中四君子汤补气健脾，使脾胃强健、则气血自出、气能统血为主药；当归补血汤补气生血、使气固血充，为辅药；龙眼肉、酸枣仁、远志养心安神，木香理气醒脾，使补而

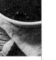

不滞，均为佐药；生姜、大枣调和营卫，为使药。诸药合用，共凑益气健脾、补血养心之效。

【组成】 党参150g、白术150g、茯神150g、黄芪150g、龙眼肉100g、酸枣仁100g、炙甘草60g、当归100g、炙远志100g、木香100g、生姜60g、大枣60g。

【图解】

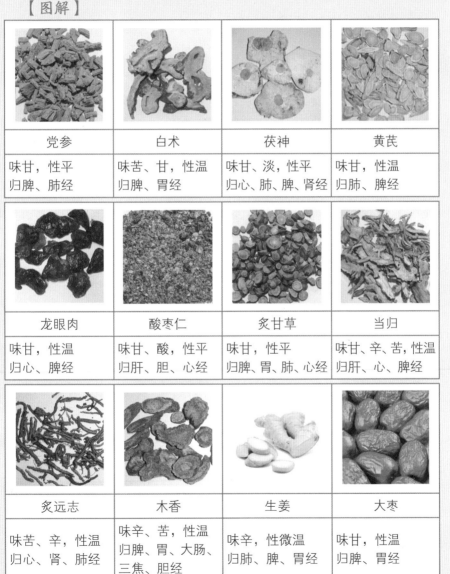

党参	白术	茯神	黄芪
味甘，性平 归脾、肺经	味苦、甘，性温 归脾、胃经	味甘、淡，性平 归心、肺、脾、肾经	味甘，性温 归肺、脾经
龙眼肉	酸枣仁	炙甘草	当归
味甘，性温 归心、脾经	味甘、酸，性平 归肝、胆、心经	味甘，性平 归脾、胃、肺、心经	味甘、辛、苦，性温 归肝、心、脾经
炙远志	木香	生姜	大枣
味苦、辛，性温 归心、肾、肺经	味辛、苦，性温 归脾、胃、大肠、三焦、胆经	味辛，性微温 归肺、脾、胃经	味甘，性温 归脾、胃经

【用法】 每次 15 ~ 20g, 每日 2 次。温开水冲服为宜。

（4）肾精不足症

【症候】 眩晕日久不愈, 精神萎靡, 腰酸膝软, 少寐多梦, 健忘, 两目干涩, 视力减退; 或遗精滑泄, 耳鸣齿摇; 或颧红咽干, 五心烦热, 舌红少苔, 脉细数; 或面色白, 形寒肢冷, 舌淡嫩, 苔白, 脉弱尺甚。

【治法】 滋养肝肾, 益精填髓。

膏方：左归丸加减

左归丸出自明代张景岳《景岳全书》卷五十一, 系由《小儿药证直诀》地黄丸加减衍化而来。熟地黄益精填髓, 仍为方中之君; 枸杞子和龟板胶滋阴补肾益精; 牛膝补益肝肾, 强健筋骨; 山茱萸补益肝肾, 涩精敛汗; 山药健脾补肾, 固精止遗, 以上 5 味均为臣药, 辅佐熟地黄, 共奏补肾阴之效。

【组成】 熟地黄 250g、山药 150g、枸杞 150g、山茱萸 250g、川牛膝 90g、鹿角胶 150g、龟板胶 150g、菟丝子 150g、女贞子 150g、桑寄生 200g、续断 100g。

【图解】

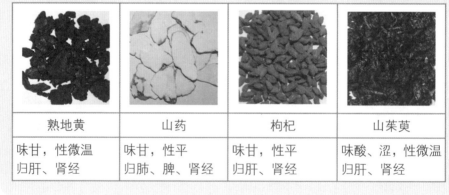

熟地黄	山药	枸杞	山茱萸
味甘, 性微温 归肝、肾经	味甘, 性平 归肺、脾、肾经	味甘, 性平 归肝、肾经	味酸、涩, 性微温 归肝、肾经

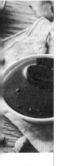

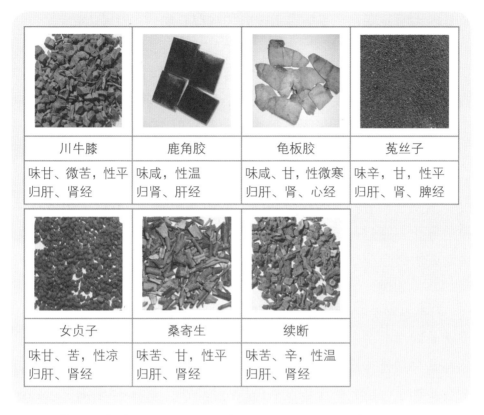

川牛膝	鹿角胶	龟板胶	菟丝子
味甘、微苦，性平 归肝、肾经	味咸，性温 归肾、肝经	味咸、甘，性微寒 归肝、肾、心经	味辛，甘，性平 归肝、肾、脾经
女贞子	桑寄生	续断	
味甘、苦，性凉 归肝、肾经	味苦、甘，性平 归肝、肾经	味苦、辛，性温 归肝、肾经	

【用法】每次 20～25g，每日 2 次。温开水冲服为宜。

第五节　冠心病稳定型心绞痛

　　稳定型心绞痛（stable angina pectoris）也称劳力性心绞痛，是在冠状动脉固定性严重狭窄基础上，由于心肌负荷的增加引起心肌急剧的、暂时的缺血缺氧的临床综合征。其特点为阵发性的前胸压榨性疼痛或憋闷感觉，主要位于胸骨后部，可放射至心前区和左上肢尺侧，常发生于劳力负荷增加时，持续数分钟，休息或用硝酸酯制剂后疼痛消失。疼痛发作的程度、频度、性质及诱发因素在数周至

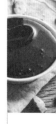

数月内无明显变化。本病属于中医"胸痹心痛病"范畴。

1. 临床表现

（1）症状。心绞痛以发作性胸痛为主要临床表现，疼痛的特点为：①部位。主要在胸骨体之后，可波及心前区，有手掌大小范围，甚至横贯前胸，界限不很清楚。常放射至左肩、左臂内侧达无名指和小指，或至颈、咽或下颌部。②性质胸痛。常为压迫、发闷或紧缩性，也可有烧灼感，但不像针刺或刀扎样锐性痛，偶伴濒死的恐惧感觉。有些患者仅觉胸闷不适而非胸痛。发作时，患者往往被迫停止正在进行的活动，直至症状缓解。③诱因发作。常由体力劳动或情绪激动（如愤怒、焦急、过度兴奋等）所诱发，饱食、寒冷、吸烟、心动过速、休克等亦可诱发。疼痛多发生于劳力或激动的当时，而不是在劳累之后。典型的心绞痛常在相似的条件下重复发生，但有时同样的劳力只在早晨而不在下午引起心绞痛，提示与晨间交感神经兴奋性增高等昼夜节律变化有关。④持续时间。疼痛出现后常逐步加重，达到一定程度后持续一段时间，然后逐渐消失，心绞痛一般持续数分钟至十余分钟，多为 3~5 分钟，很少超过半小时。⑤缓解方式。一般在停止原来诱发症状的活动后即可缓解；舌下含用硝酸甘油等硝酸酯类药物也能在几分钟内使之缓解。

（2）体征。平时一般无异常体征。心绞痛发作时常见心率增快、血压升高、表情焦虑、皮肤冷或出汗，有时出现第四或第三心音奔马律。若有暂时性心尖部收缩期杂音，是乳头肌缺血以致功能失调引起二尖瓣关闭不全所致。

2. 理化检查

（1）实验室检查。血糖、血脂检查可了解冠心病危险因素；胸痛明显者需查血清心肌损伤标志物，包括心肌肌钙蛋白 I 或 T、肌酸激酶（CK）及同工酶（CK—MB），以与急性冠脉综合征相鉴别；查血常规注意有无贫血；必要时检查甲状腺功能。

（2）心电图检查。①心绞痛发作时心电图对明确心绞痛诊断有

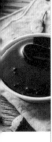

较大帮助。大多数患者可出现典型的缺血性改变，即以 R 波为主的导联中，出现 ST 段压低 0.1mV 以上，有时出现 T 波倒置，发作缓解后恢复。平时有 T 波持续倒置的患者，发作时可变为直立，即所谓"假性正常化"。②约半数心绞痛患者静息心电图在正常范围，部分患者可有 ST 段下移及 T 波倒置，极少数可有陈旧性心肌梗死的改变，也可出现各种心律失常。③无发作时心电图和静息心电图无改变的患者可考虑做心电图运动负荷试验以激发心肌缺血改变。通常使用分级踏板或蹬车运动。心电图改变主要以 ST 段水平或下斜型压低 ≥ 0.1mV（J 点后 60～80ms）持续 2 分钟作为阳性标准。心肌梗死急性期、有不稳定性心绞痛、明显心力衰竭、严重心律失常或急性疾病者禁做运动试验。④连续记录 24 小时心电图（动态心电图），可从中发现心电图 ST-T 改变和各种心律失常，出现时间可与患者的症状和活动状态相对照。心电图中显示缺血性 ST-T 改变而当时并无心绞痛者称为无痛性心肌缺血。

（3）放射性核素检查。①核素心肌显像及负荷试验：201Tl、99mTc 的量在一定条件下与冠状动脉血流成正比，静脉注射核素后，进行心肌显像，可见到可逆性的灌注缺损，提示相关心肌缺血，而心肌梗死则表现为缺损持续存在。运动负荷或者药物负荷试验（常用双嘧达莫、腺苷或多巴酚丁胺）有助于检出静息时无缺血表现的患者。②放射性核素心腔造影使心腔内血池显影，可测定左心室射血分数及显示心肌缺血区室壁局部运动障碍。③正电子发射断层心肌显像（PET）利用发射正电子的核素示踪剂如 18F、11C、13N 等进行心肌显像。除可判断心肌的血流灌注情况外，尚可了解心肌的代谢情况。通过对心肌血流灌注和代谢显像匹配分析可准确评估心肌的活力。

（4）多层螺旋 CT 冠状动脉成像（CTA）。进行冠状动脉二维或三维重建，用于判断冠脉管腔狭窄程度和管壁钙化情况，对判断管壁内斑块分布范围和性质也有一定意义。冠状动脉 CTA 有较高阴性预测价值，若未见狭窄病变，一般可不进行有创检查；但其对狭窄程度的判断仍有一定限度，特别当钙化存在时会显著影响判断。

（5）超声心动图。可探测到缺血区心室壁的运动异常，冠状动脉内超声显像可显示血管壁的粥样硬化病变。

（6）冠脉造影。冠脉造影为有创性检查手段，目前仍然是诊断冠心病较准确的方法，可使左、右冠状动脉及其主要分支清楚地显影，可发现狭窄性病变的部位并估计其程度。一般认为，管腔直径减少70%～75%以上会严重影响血供。50%～70%者也具有一定的意义。

3. 辨证膏方

冠心病心绞痛属于中医"胸痹""心痛"范畴。汉代张仲景《金匮要略》奠定了胸痹辨证论治的基础，明确了阳虚阴盛、本虚标实为胸痹的关键病机。确立了辛温通阳、化痰祛饮为本病的治疗大法。气滞、血瘀、痰浊为标，脏腑功能虚损、阴阳气血失调为本，属本虚标实证。发病急者，先治其标；发病缓者，先顾其本或标本兼治。根据具体临床表现不同，适合膏方调治的分型[13]为气阴两虚证、心肾阴虚证、心肾阳虚症。

（1）气阴两虚症

【症候】 心胸隐痛，时作时休，心悸气短，动则益甚，伴倦怠乏力，声息低微，心烦口干，大便微结，面色㿠白，易汗出，舌质淡红，舌体胖且边有齿痕，苔薄白，脉虚细缓或结代。

【治法】 益气养阴，活血通脉。

膏方：生脉散合人参养荣汤加减

生脉散源于金·张元素撰《医学启源·卷之下十二》："麦门冬气寒，味微苦甘，治肺中伏火，脉气欲绝。加五味子、人参二味，为生脉散，补肺中元气不足，须用之。"方中人参甘温，益元气，补肺气，生津液，故为君药。麦门冬甘寒养阴清热，润肺生津，故为臣药。人参、麦冬合用，则益气养阴之功

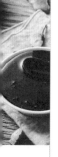

益彰。五味子酸温，敛肺止汗，生津止渴，为佐药。三药合用，一补一润一敛，益气养阴，生津止渴，敛阴止汗，使气复津生，汗止阴存，气充脉复，故名"生脉"。

近年来，现代医学对单味中药组成成分及药理药效作用研究广泛而深入，方中三味中药有不同程度抗血栓形成、扩血管、抗脂质过氧化等作用，从而提示了这三味药应用于冠心病治疗的作用机理。人参的有效成分包括人参皂苷、人参多糖等。人参皂苷与人参多糖能保护毛细血管内皮细胞，促进内皮细胞释放血管舒张因子-NO，中和自由基，拮抗脂质过氧化，并且还能扩张血管。研究显示麦冬总皂苷和麦冬多糖可增加小鼠心肌营养血流量。麦冬活性多糖可拮抗垂体后叶素诱发的大鼠冠状动脉痉挛，抑制心肌缺血造成的自由基增加，清除自由基，保护心肌细胞。五味子的有效成分有五味子乙素、五味子二醇、戈米辛丁、异型南五味子素F、南五木脂素L等。五味子二醇等对维生素C-NADPH系统或Fe^{2+}—半胱氨酸系统诱发的脑、肝、肾微粒体脂质过氧化有抑制作用，而且能提高SOD活性，从而明显降低静脉血中脂质过氧化的含量，缩小心肌梗死的范围，减轻心肌梗死程度[14]。

人参养荣汤出自宋代《太平惠民和剂局方》，由白芍、当归、陈皮、黄芪、桂心、人参、白术、甘草、熟地黄、茯苓、远志组成。熟地、当归、白芍乃养血之品，人参、黄芪、茯苓、白术、甘草、陈皮乃补气之品，血不足而补其气，此阳生则阴长之义。且人参、黄芪、五味子乃补肺之品，甘草、陈皮、茯苓、白术乃健脾之品。当归、白芍乃养肝之品，熟地黄滋肾，远志能通肾气上达于心，桂心能导诸药入营生血，五脏交养互益，故能统治诸病，而其要则归于养荣也。

【组成】　人参100g、麦冬100g、五味子80g、白芍90g、当归 100g、肉桂 100g、炙甘草 100g、陈皮 100g、炒白术 100g、黄芪 120g、茯苓 100g、远志 80g。

【图解】

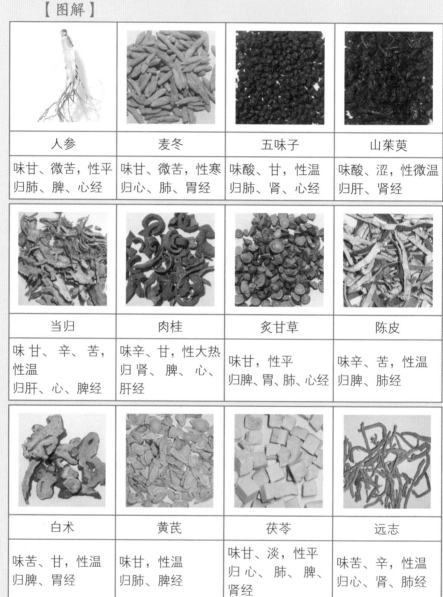

人参	麦冬	五味子	山茱萸
味甘、微苦，性平 归肺、脾、心经	味甘、微苦，性寒 归心、肺、胃经	味酸、甘，性温 归肺、肾、心经	味酸、涩，性微温 归肝、肾经
当归	肉桂	炙甘草	陈皮
味甘、辛、苦，性温 归肝、心、脾经	味辛、甘，性大热 归肾、脾、心、肝经	味甘，性平 归脾、胃、肺、心经	味辛、苦，性温 归脾、肺经
白术	黄芪	茯苓	远志
味苦、甘，性温 归脾、胃经	味甘，性温 归肺、脾经	味甘、淡，性平 归心、肺、脾、肾经	味苦、辛，性温 归心、肾、肺经

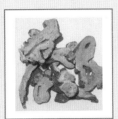

白术
味苦、甘，性温
归脾、胃经

【用法】　每次 15 ~ 20g，每日 2 次。温开水冲服为宜。

（2）心肾阴虚症

【症候】　心痛憋闷，心悸盗汗，虚烦不寐，腰酸膝软，头晕耳鸣，口干便秘，舌红少津，苔薄或剥，脉细数或促代。

【治法】　滋阴清火，养心和络。

膏方：天王补心丹合炙甘草汤加减

　　天王补心丹出自宋代陈自民《校注妇人良方》，方中重用甘寒之生地黄，入心能养血，入肾能滋阴，故能滋阴养血，壮水以制虚火，为君药。天冬、麦冬滋阴清热，酸枣仁、柏子仁养心安神，当归补血润燥，共助生地滋阴补血，并养心安神，俱为臣药。玄参滋阴降火；茯苓、远志养心安神；人参补气以生血，并能安神益智；五味子之酸以敛心气，安心神；丹参清心活血，合补血药使补而不滞，则心血易生；朱砂镇心安神，以治其标，以上共为佐药。桔梗为舟楫，载药上行以使药力缓留于上部心经，为使药。本方配伍，滋阴补血以治本，养心安神以治标，标本兼治，心肾两顾，但以补心治本为主，共奏滋阴养血、补心安神之功。

　　现代药理研究表明[15]，丹参、当归有增强冠脉血流量，促进微循环，改善侧支循环，抗血小板凝集和改善心肌缺血作用；麦冬有营养心肌，稳定机体功能和调整心率的作用；酸枣仁、柏子仁可减慢心率，抗心律失常，改善心肌缺血，提高机体耐缺氧能力，具有降血压、降血脂的作用。

炙甘草汤（又名复脉汤）出自汉张仲景《伤寒论》，方中重用生地黄滋阴养血为君，《名医别录》谓地黄"补五脏内伤不足，通血脉，益气力"。配伍炙甘草、人参、大枣益心气，补脾气，以资气血生化之源；阿胶、麦冬、麻仁滋心阴，养心血，充血脉，共为臣药。佐以桂枝、生姜辛行温通，温心阳，通血脉，诸厚味滋腻之品得姜、桂则滋而不腻。本方为阴阳气血并补之剂。

现代药理研究证实[16]，炙甘草汤能够有效扩张患者的冠状动脉，增强患者的心肌收缩能力，提高其心肌耐缺氧能力，增加患者的心肌血流量，改善患者的血液流变学，抑制患者机体当中的血小板聚集，从而防止血栓的形成。

【组成】　人参（去芦）100g、茯苓100g、玄参100g、丹参100g、桔梗100g、远志100g，当归（酒浸）、五味子、麦门冬（去心）、天门冬、柏子仁、酸枣仁（炒）各150g，生地黄200g、炙甘草120g、生姜100g、桂枝去皮100g、阿胶80g、麻仁100g、大枣100g。

【图解】

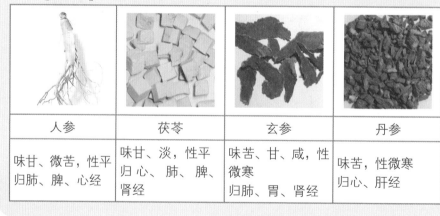

人参	茯苓	玄参	丹参
味甘、微苦，性平归肺、脾、心经	味甘、淡，性平归心、肺、脾、肾经	味苦、甘、咸，性微寒归肺、胃、肾经	味苦，性微寒归心、肝经

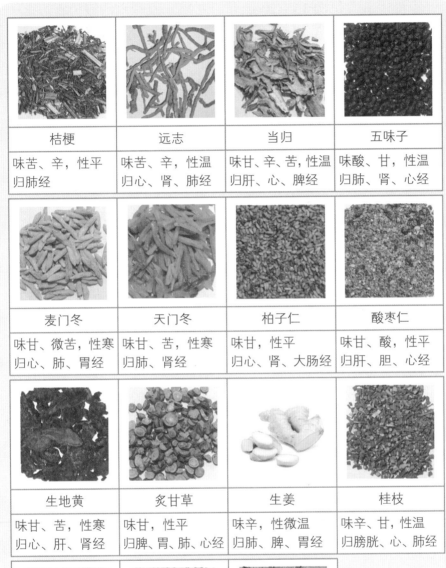

桔梗	远志	当归	五味子
味苦、辛，性平 归肺经	味苦、辛，性温 归心、肾、肺经	味甘、辛、苦，性温 归肝、心、脾经	味酸、甘，性温 归肺、肾、心经
麦门冬	天门冬	柏子仁	酸枣仁
味甘、微苦，性寒 归心、肺、胃经	味甘、苦，性寒 归肺、肾经	味甘，性平 归心、肾、大肠经	味甘、酸，性平 归肝、胆、心经
生地黄	炙甘草	生姜	桂枝
味甘、苦，性寒 归心、肝、肾经	味甘，性平 归脾、胃、肺、心经	味辛，性微温 归肺、脾、胃经	味辛、甘，性温 归膀胱、心、肺经

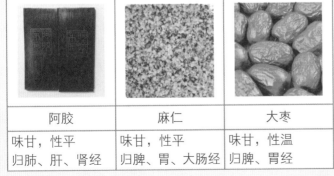

阿胶	麻仁	大枣
味甘，性平 归肺、肝、肾经	味甘，性平 归脾、胃、大肠经	味甘，性温 归脾、胃经

【用法】　每次 15～20g，每日 2 次。温开水冲服为宜。

（3）心肾阳虚症

【症候】　心悸而痛，胸闷气短，动则更甚，自汗，面色白，神倦怯寒，四肢欠温或肿胀，舌质淡胖，边有齿痕，苔白或腻，脉沉细迟。

【治法】　温补阳气，振奋心阳。

膏方：参附汤合右归饮加减

参附汤出自明代薛己《正体类要》，由人参、熟附子组成，方中人参甘温大补元气，附子大辛大热，温壮元阳，二药相配，共奏回阳固脱之功。

右归饮出自明代张景岳《景岳全书》，本方由 10 味药组成。方中肉桂、附子加血肉有情的鹿角胶，均有温补肾阳、填精补髓之功；熟地、山茱萸、山药、菟丝子、枸杞、杜仲，俱为滋阴益肾，养肝补脾而设，更加当归补血养肝，诸药配伍具有温阳益肾，填精补血以收培补肾中元阳之效。同时随症加减，在治疗冠心病心绞痛心肾阴虚证中可收到了较好的疗效，减少了复发率及心肌梗死的发生[17]。

【组成】　人参 150g、附子 100g、熟地黄 100g、山药 80g、枸杞子 80g、山茱萸 60g、炙甘草 60g、肉桂 60g、杜仲 80g。

【图解】

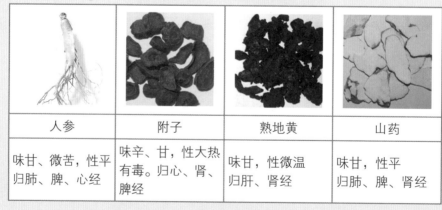

人参	附子	熟地黄	山药
味甘、微苦，性平归肺、脾、心经	味辛、甘，性大热有毒。归心、肾、脾经	味甘，性微温归肝、肾经	味甘，性平归肺、脾、肾经

中医
心脏病证
调养膏方

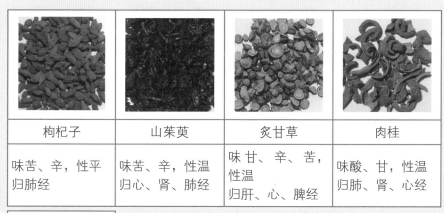

枸杞子	山茱萸	炙甘草	肉桂
味苦、辛，性平 归肺经	味苦、辛，性温 归心、肾、肺经	味甘、辛、苦，性温 归肝、心、脾经	味酸、甘，性温 归肺、肾、心经

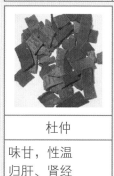

杜仲
味甘，性温 归肝、肾经

【用法】每次 15～20g，每日 2 次。温开水冲服为宜。

第六节　心脏瓣膜病

　　心脏瓣膜病（valvular heart disease）是指心脏瓣膜存在结构和（或）功能异常，是一组重要的心血管疾病。病变可累及一个瓣膜，也可累及两个以上瓣膜，后者称多瓣膜病。不同病因易累及的瓣膜也不一样，风湿性心脏病患者中二尖瓣最常受累，其次为主动脉瓣；而老年退行性瓣膜病以主动脉瓣膜病变最为常见，其次是二尖瓣病变。本病归属于中医"心痹"范畴。

一、临床表现

（一）二尖瓣狭窄

1. 症状

一般二尖瓣中度狭窄（瓣口面积 < 1.5cm^2）始有临床症状。

（1）呼吸困难为最常见也是最早期的症状。在运动、情绪激动、妊娠、感染或快速性房颤时最易被诱发。随病程进展，可出现静息时呼吸困难、夜间阵发性呼吸困难甚至端坐呼吸。

（2）咳嗽常见。多在夜间睡眠或劳动后出现，为干咳无痰或泡沫痰，并发感染时咳黏液样或脓痰。咳嗽可能与患者支气管黏膜淤血水肿易患支气管炎或扩大的左心房压迫左主支气管有关。

（3）咯血有以下几种情况。①大咯血：由于严重二尖瓣狭窄，左心房压力突然增高，肺静脉压增高，支气管静脉破裂出血所致，可为二尖瓣狭窄首发症状，多见于二尖瓣狭窄早期。后期因静脉壁增厚，以及随着病情进展致肺血管阻力增加及右心功能不全，大咯血发生率降低。②痰中带血或血痰：常伴夜间阵发性呼吸困难，与支气管炎、肺部感染、肺充血或肺毛细血管破裂有关，常伴夜间阵发性呼吸困难。③肺梗死时咯胶冻状暗红色痰，为二尖瓣狭窄合并心力衰竭的晚期并发症。④粉红色泡沫痰：为急性肺水肿的特征，由毛细血管破裂所致。

（4）血栓栓塞为二尖瓣狭窄的严重并发症。约20%的患者在病程中发生血栓栓塞，其中约15%~20%由此导致死亡。发生栓塞者约80%有心房颤动，故合并房颤的患者需予以预防性抗凝治疗。

（5）其他症状左心房显著扩大、左肺动脉扩张压迫左喉返神经引起声音嘶哑，压迫食管可引起吞咽困难，右心室衰竭时可出现食欲减退、腹胀、恶心等消化道淤血症状，部分患者有胸痛表现。

2. 体征

（1）严重二尖瓣狭窄体征可呈"二尖瓣面容"，双颧绀红。右心室扩大时剑突下可触及收缩期抬举样搏动。右心衰竭时可出现颈静脉怒张、肝颈回流征阳性、肝大、双下肢水肿等。

（2）二尖瓣狭窄时，如瓣叶柔顺有弹性，在心尖区多可闻及亢进的第一心音，呈拍击样，并可闻及开瓣音；如瓣叶钙化僵硬，则该体征消失。当出现肺动脉高压时，P2 亢进和分裂。

（3）二尖瓣狭窄特征性的杂音为心尖区舒张中晚期低调的隆隆样杂音，呈递增型，局限，左侧卧位明显，运动或用力呼气可使其增强，常伴舒张期震颤。房颤时，杂音可不典型。当胸壁增厚、肺气肿、低心排血量状态、右室明显扩大、二尖瓣重度狭窄时此杂音可被掩盖，称之为"安静型二尖瓣狭窄"。严重肺动脉高压时，由于肺动脉及其瓣环的扩张，导致相对性肺动脉瓣关闭不全，因而在胸骨左缘第 2 肋间可闻及递减型高调叹气样舒张早期杂音（即Graham-Steel 杂音）。右心室扩大时，因相对性三尖瓣关闭不全，可于胸骨左缘第 4、5 肋间闻及全收缩期吹风样杂音。

（二）二尖瓣关闭不全

1. 症状

无症状期较二尖瓣狭窄者长，从初次风湿性心肌炎到出现明显症状可长达 20 年。轻度二尖瓣关闭不全可无症状。一旦出现症状，多已有不可逆心功能损害，且进展迅速。常见有疲乏无力、劳力性呼吸困难、端坐呼吸等心排血量减少及肺淤血症状。后期出现右心衰及体循环淤血症状。

2. 体征

（1）急性二尖瓣关闭不全心尖冲动呈高动力型，为抬举样搏动。肺动脉瓣区第二心音分裂，左心房强有力收缩可致心尖区第四心音出现。心尖区收缩期杂音是二尖瓣关闭不全的主要体征，可在心尖区闻及 > 3 ~ 6 级的收缩期粗糙的吹风样杂音，累及腱索、乳头肌时

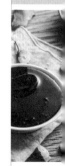

可出现乐音性杂音。由于左心房与左心室之间压力差减小，心尖区反流性杂音持续时间变短，于第二心音前终止。出现急性肺水肿时双肺可闻及干、湿啰音。

（2）慢性二尖瓣关闭不全心界向左下扩大，心尖冲动向下向左移位，收缩期可触及高动力性心尖冲动；右心衰竭时可见颈静脉怒张、肝颈回流征阳性、肝大及双下肢水肿等。心音：二尖瓣关闭不全时，心室舒张期过度充盈，使二尖瓣漂浮，第一心音减弱；由于左心室射血期缩短，主动脉瓣关闭提前，导致第二心音分裂；严重反流可出现低调第三心音，但它未必提示心衰，而可能是收缩期左心房存留的大量血液迅速充盈左心室所致。心脏杂音：二尖瓣关闭不全的典型杂音为心尖区全收缩期吹风样杂音，杂音强度＞3～6级，可伴有收缩期震颤。前叶损害为主者杂音向左腋下或左肩胛下传导，后叶损害为主者杂音向心底部传导。二尖瓣脱垂时收缩期杂音出现在喀喇音之后。腱索断裂时杂音可似海鸥鸣或乐音性。严重反流时，由于舒张期大量血液通过二尖瓣口，导致相对性二尖瓣狭窄，故心尖区可闻及短促的舒张中期隆隆样杂音。相对性二尖瓣关闭不全杂音与心功能状况呈正相关，心功能改善和左心室缩小时杂音减轻，而器质性二尖瓣关闭不全产生的收缩期杂音，心功能不全时杂音减轻，心功能改善时杂音增强。

（三）主动脉瓣狭窄

1. 症状

主动脉瓣狭窄患者，无症状期长，直至瓣口面积 ≤ $1.0cm^2$ 时才出现临床症状。心绞痛、晕厥和心力衰竭是典型主动脉瓣狭窄的常见三联症。

（1）呼吸困难。劳力性呼吸困难为晚期患者常见的首发症状，见于95%有症状的患者。随病情发展，可出现阵发性夜间呼吸困难、端坐呼吸乃至急性肺水肿。

（2）心绞痛。对于重度主动脉瓣狭窄患者来说，心绞痛是最早

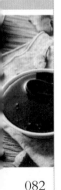

出现也是最常见的症状。常由运动诱发，休息及含服硝酸甘油可缓解，反映了心肌需氧和供氧之间的不平衡。

（3）晕厥见于15%~30%有症状的患者，部分仅表现为黑蒙，可为首发症状。晕厥多与劳累有关，发生于劳力当时，少数在休息时发生。

2. 体征

（1）心界正常或轻度向左扩大，心尖区可触及收缩期抬举样搏动。收缩压降低、脉压减小、脉搏细弱。在严重的主动脉瓣狭窄患者，同时触诊心尖部和颈动脉可发现颈动脉搏动明显延迟。

（2）心音第一心音正常。如主动脉瓣严重狭窄或钙化，左心室射血时间明显延长，则主动脉瓣第二心音成分减弱或消失。由于左心室射血时间延长，第二心音中主动脉瓣成分延迟，严重狭窄者可呈逆分裂。肥厚的左心房强有力收缩产生明显的第四心音。如瓣叶活动度正常，可在胸骨右、左缘和心尖区听到主动脉瓣射流音，如瓣叶钙化僵硬则射流音消失。

（3）心脏杂音典型杂音为粗糙而响亮的射流性杂音，3~6级以上，呈递增一递减型，向颈部传导，在胸骨右缘1~2肋间听诊最清楚。一般来说，杂音愈响，持续时间愈长，高峰出现愈晚，提示狭窄程度愈重。左心室衰竭或心排出量减少时，杂音消失或减弱。长舒张期之后，如期前收缩后的长代偿间期之后或房颤的长心动周期时，心搏量增加，杂音增强。

（四）主动脉瓣关闭不全

1. 症状

慢性主动脉瓣关闭不全可在较长时间无症状，轻症者一般可维持20年以上。随反流量增大，出现与心搏量增大有关的症状，如心悸、心前区不适、头颈部强烈动脉搏动感等。心力衰竭的症状早期为劳力性呼吸困难，随着病情进展，可出现夜间阵发性呼吸困难和端坐呼吸。可出现胸痛，可能是由于左心室射血时引起升主动脉过

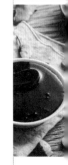

分牵张或心脏明显增大所致。心绞痛发作较主动脉瓣狭窄时少见。晕厥罕见，改变体位时可出现头晕或眩晕。

急性主动脉瓣关闭不全轻者可无任何症状，重者可出现突发呼吸困难，不能平卧，全身大汗，频繁咳嗽，咳白色或粉红色泡沫痰，更重者可出现烦躁不安，神志模糊，甚至昏迷。

2. 体征

（1）慢性主动脉瓣关闭不全。①面色苍白，头随心搏摆动。心尖搏动向左下移位，范围较广，心界向左下扩大。心底部、胸骨柄切迹、颈动脉可触及收缩期震颤。颈动脉搏动明显增强。②心音第一心音减弱，为舒张期左心室充盈过度、二尖瓣位置高所致；主动脉瓣区第二心音减弱或消失；心尖区常可闻及第三心音，与舒张早期左心室快速充盈增加有关。③心脏杂音主动脉瓣区舒张期杂音，为递减型叹气样杂音，舒张早期出现，坐位前倾位呼气末明显，向心尖区传导。轻度反流者，杂音柔和、高调，仅出现于舒张早期，只有患者取坐位前倾、呼气末才能听到；中重度反流者，杂音为全舒张期，性质较粗糙。当出现乐音性杂音时，常提示瓣叶脱垂、撕裂或穿孔。严重主动脉瓣关闭不全，在主动脉瓣区常有收缩中期杂音，向颈部及胸骨上窝传导，为极大量心搏量通过畸形的主动脉瓣膜所致，并非由器质性主动脉瓣狭窄所致。反流明显者，常在心尖区闻及柔和低调的隆样舒张期杂音。④周围血管征：动脉收缩压增高，舒张压降低，脉压增宽，可出现周围血管征，如点头征、水冲脉、股动脉枪击音和毛细血管搏动征，听诊器压迫股动脉可闻及双期杂音。

（2）急性主动脉瓣关闭不全

重者可出现面色灰暗，唇甲发绀，脉搏细数，血压下降等休克表现。二尖瓣提前关闭致使第一心音减弱或消失；肺动脉高压时可闻及肺动脉瓣区第二心音亢进，常可闻及病理性第三心音和第四心音。由于左心室舒张压急剧增高，主动脉和左心室压力阶差急剧下降，因而舒张期杂音柔和、短促、低音调。周围血管征不明显。心

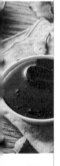

尖搏动多正常。听诊肺部可闻及哮鸣音，或在肺底闻及细小水泡音，严重者满肺均有水泡音。

二、理化检查

（一）二尖瓣狭窄

（1）X线检查。左房增大、肺动脉段突出、右室增大，主动脉球缩小，二尖瓣叶可有钙化，肺淤血及肺间质水肿征象。

（2）心电图。窦性心律者可见"二尖瓣型P波"（P波宽度大于0.12秒，伴切迹），提示左心房扩大；QRS波群示电轴右偏和右心室肥厚表现；病程晚期常合并房颤。

（3）超声心动图。确诊该病最敏感可靠的方法。M型超声心动图示二尖瓣前叶呈"城墙样"改变（EF斜率降低，A峰消失），后叶与前叶同向运动，瓣叶回声增强。二维超声示舒张期前叶呈圆拱状，后叶活动度减小，交界处融合，瓣叶增厚，瓣口面积常 < $1.0cm^2$，左房右室大，可发现左房内附壁血栓。彩色多普勒显示缓慢而渐减的血流通过二尖瓣。

（二）二尖瓣关闭不全

（1）X线检查。轻度二尖瓣关闭不全者，可无明显异常发现。严重者左心房、左心室明显增大，明显增大的左心房可推移和压迫食管，左心衰竭者可见肺淤血及肺间质水肿。晚期可见右心室增大，二尖瓣环钙化者可见钙化阴影。急性者心影正常或左心房轻度增大，伴肺淤血甚至肺水肿征。

（2）心电图。轻度二尖瓣关闭不全者心电图可正常。严重者可有左心室肥厚和劳损。慢性二尖瓣关闭不全伴左心房增大者多伴房颤。

（3）超声心动图。M型超声心动图及二维超声心动图不能确定二尖瓣关闭不全。M型超声心动图主要用于测量左心室超容量负荷改变，如左心房、左心室增大。二维超声心动图可显示二尖瓣装置

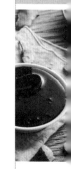

的形态特征，赘生物、左心室扩大和室壁矛盾运动等，有助于明确病因。脉冲多普勒超声可于收缩期在左心房内探及高速射流，从而确诊二尖瓣反流。彩色多普勒血流显像诊断二尖瓣关闭不全的敏感性可达100%，并可对二尖瓣反流进行半定量及定量诊断。

（三）主动脉瓣狭窄

（1）X线检查。心影一般不大，形状可略有变化，即左心缘下1/3处稍向外膨出；左心房可轻度增大，75%~85%的患者可呈现升主动脉扩张。在侧位透视下有时可见主动脉瓣膜钙化。

（2）心电图。轻者心电图正常，中度狭窄者可出现QRS波群电压增高伴轻度ST—T改变，严重者可出现左心室肥厚伴劳损和左心房增大的表现。

（3）超声心动图。M型超声诊断本病不敏感、缺乏特异性。二维超声心动图探测主动脉瓣异常很敏感，有助于确定狭窄和病因，但不能准确定量狭窄程度。连续多普勒可测定通过主动脉的最大血流速度，并可计算最大跨膜压力阶差以及瓣口面积。

（四）主动脉瓣关闭不全

（1）X线检查。慢性主动脉瓣关闭不全者左心室明显增大，升主动脉结扩张，呈"主动脉型"心脏，即靴形心。急性者心脏大小多正常或左心房稍增大，常有肺淤血和肺水肿表现。

（2）心电图。慢性者常见左心室肥厚劳损伴电轴左偏。如有心肌损害，可出现心室内传导阻滞，房性和室性心律失常。急性者常见窦性心动过速和非特异性ST-T改变。

（3）超声心动图。M型超声显示舒张期二尖瓣前叶快速高频的振动，二维超声可显示主动脉瓣关闭时不能合拢。多普勒超声显示主动脉瓣下方（左心室流出道）探及全舒张期反流，为诊断主动脉瓣反流高度敏感及准确的方法，与心血管造影术有高度相关性，可定量判断其严重程度。

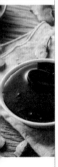

三、辨证膏方

本病相当于中医"心痹"，因风寒湿热等邪气侵及形体，阻痹经气，复感于邪，内舍于心，久之损伤心气脉络，心脉运行失畅所致。正如《素问·痹论》说："脉痹不已，复感于邪，内舍于心。""心痹者，脉不通，烦则心下鼓，暴上气而喘。"本病病位主要在心、心脉，常涉及肾、脾、肺。基本病机为正虚邪入、痹阻心脉，本虚标实。虚主要是阴（血）阳（气）亏虚，实则以瘀血、水饮、痰浊为主。早期或慢性期感邪时，以风寒湿热之邪痹阻肌腠、筋脉及骨节为主。心脉痹阻后，心血瘀滞常与心肺气虚并见。日久不愈，则以阳虚及瘀血、水饮、痰浊同时并见为主要病变。根据具体临床表现不同，常见适合膏方调治的证型有气血亏虚型、气阴两虚型、气虚血瘀型、心肾阳虚型。

（1）气血亏虚症

【症候】　心悸气短，动则加剧，头晕眼花，面色无华，神疲乏力，纳呆失眠，舌淡，苔薄白，脉细弱。

【治法】　益气养心，宁心安神。

膏药：归脾汤加减

归脾汤出自宋代严永和《济生方》："治思虑过度，劳伤心脾，健忘怔忡。"方中四君子汤补气健脾，使脾胃强健、则气血自出、气能统血为主药；当归补血汤补气生血、使气固血充，为辅药；龙眼肉，酸枣仁，远志养心安神，木香理气醒脾，使补而不滞，均为佐药；生姜、大枣调和营卫，为使药。诸药合用，共凑益气健脾、补血养心之效。

现代药理研究表明[18]，四君子汤中人参中的人参皂苷具有保护心肌细胞、抗心肌缺血和促进血管再生的作用以及抗心律失常作用。白术可呈现显著和持久的利尿作用，且有促进电解质，

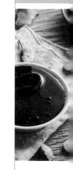

特别是钠的排泄作用。茯苓亦具有利尿作用，能增加尿中钾、钠、氯等电解质的排出，减轻水钠潴留，减少心脏负荷。甘草具有抗动脉粥样硬化和抗血栓形成作用。当归补血汤对诱聚剂ADP诱导的正常人及大鼠血小板聚集均有抑制作用，并且对血小板的Ⅰ、Ⅱ相聚集均有抑制作用，从而预防血栓形成，降低血液黏度。加快血流，改善血液对全身组织器官的供应[19]。

【组成】 白术 100g、当归 100g、茯神 100g、黄芪 150g、龙眼肉 100g、远志 100g、酸枣仁 100g、木香 100g、炙甘草 60g、党参 150g、生姜 60g、大枣 60g。

【图解】

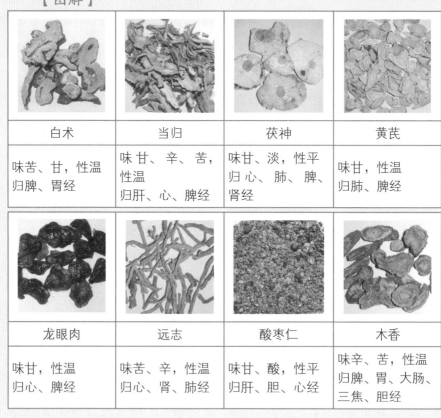

白术	当归	茯神	黄芪
味苦、甘，性温 归脾、胃经	味甘、辛、苦，性温 归肝、心、脾经	味甘、淡，性平 归心、肺、脾、肾经	味甘，性温 归肺、脾经

龙眼肉	远志	酸枣仁	木香
味甘，性温 归心、脾经	味苦、辛，性温 归心、肾、肺经	味甘、酸，性平 归肝、胆、心经	味辛、苦，性温 归脾、胃、大肠、三焦、胆经

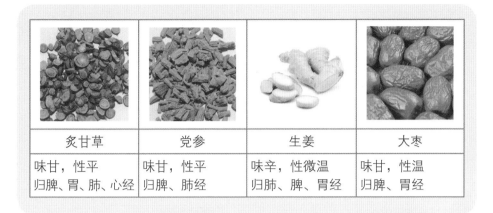

炙甘草	党参	生姜	大枣
味甘，性平 归脾、胃、肺、心经	味甘，性平 归脾、肺经	味辛，性微温 归肺、脾、胃经	味甘，性温 归脾、胃经

【用法】　每次 15～20g，每日 2 次。温开水冲服为宜。

（2）气阴两虚症

【症候】　心悸气短，动则益甚，倦怠乏力，声息低微，面色无华，易汗出，口干，舌质淡红，舌体胖且边有齿痕，苔薄白，脉虚细缓或结代。

【治法】　益气养心，宁心复脉。

膏方：炙甘草汤加味

炙甘草汤（又名复脉汤）出自汉张仲景《伤寒论》，方中重用生地黄滋阴养血为君，《名医别录》谓地黄"补五脏内伤不足，通血脉，益气力"。配伍炙甘草、人参、大枣益心气，补脾气，以资气血生化之源；阿胶、麦冬、麻仁滋心阴，养心血，充血脉，共为臣药。佐以桂枝、生姜辛行温通，温心阳，通血脉，诸厚味滋腻之品得姜、桂则滋而不腻。本方为阴阳气血并补之剂。

现代药理学指出[20]，炙甘草汤可抗氧化、增强免疫功能，降低乌头碱、氯化钙所致室早及室速发生，使钾、镁离子的载体重返细胞内，提高细胞内钾离子浓度，对改善心肌结构、促进细胞功能的恢复是非常有意义的。长期服用能增强心肌纤维线粒体氧化代谢，具有强心作用。方中麦门冬富含多种氨基酸，

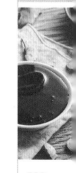

能改善心肌营养，对改善心力衰竭及预防心肌重构起到很好作用。炙甘草汤对心悸、胸闷、气短、乏力等症状有明显的改善作用，且尚未见报道提及明显的不良作用，提示炙甘草汤不仅有效，而且安全[21]。

【组成】　炙甘草150g、生姜100g、桂枝100g、人参80g、生地黄240g、阿胶80g、麦门冬120g、麻仁120g、大枣80g。

【图解】

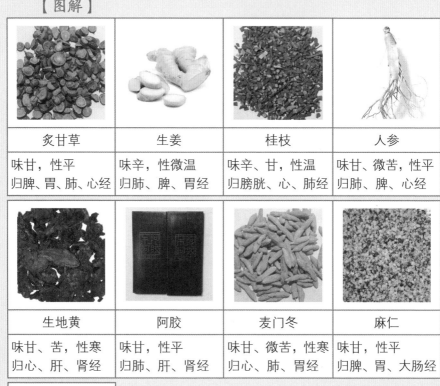

炙甘草	生姜	桂枝	人参
味甘，性平 归脾、胃、肺、心经	味辛，性微温 归肺、脾、胃经	味辛、甘，性温 归膀胱、心、肺经	味甘、微苦，性平 归肺、脾、心经
生地黄	阿胶	麦门冬	麻仁
味甘、苦，性寒 归心、肝、肾经	味甘，性平 归肺、肝、肾经	味甘、微苦，性寒 归心、肺、胃经	味甘，性平 归脾、胃、大肠经

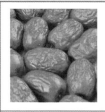

大枣
味甘，性温 归脾、胃经

【用法】 每次 15～20g，每日 2 次。温开水冲服为宜。

（3）气虚血瘀症

【症候】 心悸气短，动则益甚，气少懒言，身倦乏力，面色淡白或晦滞，舌淡暗或有紫斑，脉沉涩。

【治法】 益气养心，活血通脉。

膏方：独参汤合桃仁红花煎加减

独参汤出自元·葛可久《十药神书》，本方单用人参，取其量大、力专、效宏。人参，味甘微苦，性平，入脾、肺、心经。有大补元气，固脱生津，安神之功效。为补脾肺、疗虚损之佳品，更为益气救脱第一要药，凡气血阴阳之脱，皆可救治。"有形之血不能速生，无形之气所当急固"。人参气味俱厚，补气之力雄壮，"能瞬息化气于乌有之乡"（《删补名医方论》）、"回阳气于垂绝，却虚邪于俄顷"（《本草经疏》）。故补元气、救危急、挽虚脱，人参属第一。本品又善补脾肺，能资生化源，使气血生化充足，则精自生而形自盛。《本草汇言》云："人参补气生血，助精养神之药也。故真气衰弱，短促气虚以此补之。"

桃仁红花煎出自宋·陈素庵《陈素庵妇科补解》，其方剂组成乃活血破瘀、行气理气药，功能活血化瘀，理气通络，切中胸痹、心痛证病因病机，故亦可治疗胸痹、心痛，方中桃仁、红花活血破瘀为主；赤芍、丹参、延胡索辅桃红增活血化瘀之力；郁金行气、理气；青皮佐郁金行气；薤白行气、理气通络；通心阳、甘草调和诸药为使；该方活血化瘀，理气通络，故获得满意效果。

现代药理学研究表明[22]：红花可扩张冠脉，恢复心肌血流灌注，抑制血小板活化、黏附及释放，从而缓解炎症反应、血栓形成等病理变化，解除血液循环障碍；桃仁可抑制血小板聚集，改善心肌缺血；丹参、赤芍、当归、川芎可有效扩张冠状动脉，

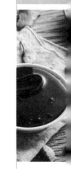

使冠状动脉血流量增加，缓解心肌急性缺血缺氧等。

【组成】 人参200g、红花100、当归100g、桃仁120g、香附80g、延胡索80g、赤芍100g、川芎100g、乳香60g、丹参100g、青皮60g、生地黄120g。

【图解】

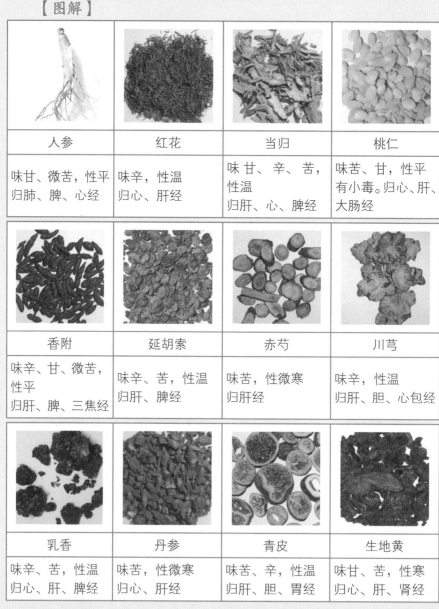

人参	红花	当归	桃仁
味甘、微苦，性平 归肺、脾、心经	味辛，性温 归心、肝经	味甘、辛、苦，性温 归肝、心、脾经	味苦、甘，性平有小毒。归心、肝、大肠经

香附	延胡索	赤芍	川芎
味辛、甘、微苦，性平 归肝、脾、三焦经	味辛、苦，性温 归肝、脾经	味苦，性微寒 归肝经	味辛，性温 归肝、胆、心包经

乳香	丹参	青皮	生地黄
味辛、苦，性温 归心、肝、脾经	味苦，性微寒 归心、肝经	味苦、辛，性温 归肝、胆、胃经	味甘、苦，性寒 归心、肝、肾经

【用法】　每次 15 ~ 20g，每日 2 次。温开水冲服为宜。

（4）心肾阳虚症

【症候】　心悸怔忡，形寒肢冷，肢体浮肿，小便不利，神疲乏力，腰膝酸冷，唇甲青紫，舌淡紫，苔白滑，脉弱。

【治法】　温补心肾，化气行水。

膏方：参附汤合五苓散加减

参附汤出自明·薛己《正体类要》，由人参、熟附子组成，方中人参甘温大补元气，附子大辛大热，温壮元阳，二药相配，共奏回阳固脱之功。主治阳气暴脱，手足厥冷，气短，汗出，脉微细欲绝等症。临床研究证实[23]，使用参附汤或其提取物制剂参附注射液能改善缺血性心肌病患者心功能不全的症状，而且能改善心室重塑，改善预后。

五苓散出自东汉·张仲景《伤寒论》中太阳病篇蓄水证："太阳病，发汗后，大汗出，胃中干，烦躁不得眠，欲得饮水者，少少与饮之，令胃气和则愈。若脉浮，小便不利，微热，消渴者，五苓散主之。方中重用泽泻为君，取其甘淡性寒，直达肾与膀胱，利水渗湿。臣以茯苓、猪苓之淡渗，增强利水渗湿之力。二苓配泽泻，导水下行，通利小便，通过利水而使津液代谢恢复正常，水气一去，清阳自升，水津四布，则小便通利，烦渴自止。佐以白术健脾而运化水湿，使水精四布，而不直驱于下。茯苓配白术，健脾利水；又佐以桂枝，一药二用，既外解太阳之表，又内助膀胱气化（桂枝能入膀胱温阳化气，故可助利小便之功）。五药合用，利水渗湿，化气解表，使气化水行，表邪得解，脾气健运，则蓄水留饮诸证自除。"

临床研究表明[24]，五苓散可能是通过减少内皮素的分泌而达到保护心肌的作用，同时通过利尿作用，减轻心脏容量负荷，从而减轻对心房的压力刺激，进而减少脑利钠肽的分泌，最终

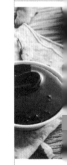

延缓心室重塑进展。

【组成】 人参150g、附子90g、猪苓100g、泽泻150g、白术100g、茯苓100g、桂枝80g。

【图解】

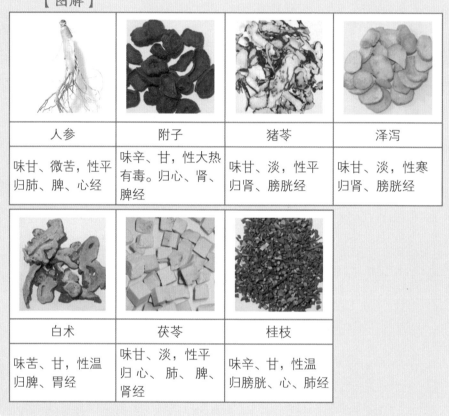

人参	附子	猪苓	泽泻
味甘、微苦,性平 归肺、脾、心经	味辛、甘,性大热 有毒。归心、肾、 脾经	味甘、淡,性平 归肾、膀胱经	味甘、淡,性寒 归肾、膀胱经

白术	茯苓	桂枝
味苦、甘,性温 归脾、胃经	味甘、淡,性平 归心、肺、脾、 肾经	味辛、甘,性温 归膀胱、心、肺经

【用法】 每次15~20g,每日2次。温开水冲服为宜。

第七节 心肌病

扩张型心肌病(dilated cardio myopathy, DCM)是一类以左心室

或双心室扩大伴收缩功能障碍为特征的心肌病。临床表现为心脏扩大、心力衰竭、心律失常、血栓栓塞及猝死。

肥厚型心肌病（hypertrophiccardiomyopathy，HCM）是一种遗传性心肌病，以心室非对称性肥厚为解剖特点，根据左心室流出道有无梗阻又可分为梗阻性和非梗阻性 HCM。

限制型心肌病（restri ctivecardio myopathy，RCM）是以心室壁僵硬增加、舒张功能降低、充盈受限而产生临床右心衰症状为特征的一类心肌病。

一、临床表现

1. 扩张型心肌病

（1）症状。本病起病隐匿，早期可无症状。临床主要表现为活动时呼吸困难和活动耐量下降。随着病情加重可以出现夜间阵发性呼吸困难和端坐呼吸等左心功能不全症状，并逐渐出现食欲下降、腹胀及下肢水肿等右心功能不全症状。合并心律失常时可表现心悸、头昏、黑蒙甚至猝死。持续顽固低血压往往是 DCM 终末期的表现。发生栓塞时常表现为相应脏器受累表现。

（2）体征。主要体征为心界扩大，听诊心音减弱，常可及第三或第四心音，心率快时呈奔马律，有时可于心尖部闻及收缩期杂音。肺部听诊可闻及湿啰音，可以仅局限于两肺底，随着心力衰竭加重和出现急性左心衰时湿啰可以遍布两肺或伴哮鸣音。颈静脉怒张、肝大及外周水肿等液体潴留体征也较为常见。长期肝淤血可以导致肝硬化、胆汁淤积和黄疸。心力衰竭控制不好的患者还常常出现皮肤湿冷。

2. 肥厚型心肌病

（1）症状。最常见的症状是劳力性呼吸困难和乏力，其中前者可达 90％ 以上，夜间阵发性呼吸困难较少见。1/3 的患者可有劳力性胸痛。最常见的持续性心律失常是房颤。部分患者有晕厥，常于运动时出现，与室性快速心律失常有关。该病是青少年和运动员猝

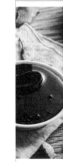

死的主要原因。

（2）体征。体格检查可见心脏轻度增大，可闻及第四心音。流出道梗阻的患者可于胸骨左缘第三四肋间闻及较粗糙的喷射性收缩期杂音。心尖部也常可听到收缩期杂音，这是因为二尖瓣前叶移向室间隔导致二尖瓣关闭不全。增加心肌收缩力或减轻心脏后负荷的措施，如含服硝酸甘油、应用正性肌力药、作 Valsalva 动作或取站立位等均可使杂音增强；相反凡减弱心肌收缩力或增加心脏后负荷的因素如使用 β 受体拮抗剂、取蹲位等均可使杂音减弱。

3. 限制型心肌病

（1）症状主要表现为活动耐量下降、乏力、呼吸困难，随病程进展，逐渐出现肝大、腹腔积液、全身水肿。右心衰较重为本病临床特点。

（2）体征检查可见颈静脉怒张，心脏听诊常可闻及奔马律，血压低常预示预后不良。可有肝大、移动性浊音阳性、下肢可凹性水肿。

二、理化检查

1. 扩张型心肌病

（1）胸部 X 线检查。心影通常增大，心胸比 ＞ 50%。可出现肺淤血、肺水肿及肺动脉压力增高的 X 线表现，有时可见胸腔积液。

（2）心电图。缺乏诊断特异性。可为 R 波递增不良、室内传导阻滞及左束支传导阻滞。QRS 波增宽常提示预后不良。严重的左心室纤维化还可出现病理性 Q 波，需除外心肌梗死。常见 ST 段压低和 T 波倒置。可见各类期前收缩、非持续性室速、房颤、传导阻滞等多种心律失常同时存在。

（3）超声心动图。是诊断及评估 DCM 最常用的重要检查手段。疾病早期可仅表现为左心室轻度扩大，后期各心腔均扩大，以左心室扩大为著。室壁运动普遍减弱，心肌收缩功能下降，左心室射血分数显著降低。二尖瓣、三尖瓣本身虽无病变，但由于心腔明显扩大，

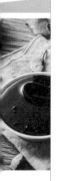

导致瓣膜在收缩期不能退至瓣环水平而关闭不全。彩色血流多普勒可显示二、三尖瓣反流。

（4）心肌核素显像。核素血池扫描可见舒张末期和收缩末期左心室容积增大，左心室射血分数降低，但一般不用于心功能评价。

（5）血液和血清学检查。DCM可出现脑钠肽（BNP）或N末端脑钠肽（NT-proBNP）升高，此有助于鉴别呼吸困难的原因。部分患者也可出现心肌肌钙蛋白I轻度升高，但缺乏诊断特异性。

（6）冠状动脉造影和心导管检查。冠状动脉造影无明显狭窄有助于除外冠状动脉性心脏病。心导管检查不是DCM诊断的常用和关键检查。在疾病早期大致正常，在出现心力衰竭时可见左、右心室舒张末期压、左心房压和肺毛细血管楔压增高，心搏量、心脏指数减低。

（7）心内膜心肌活检。扩张型心肌病无特异性，可见心肌细胞肥大、变性、间质纤维化等，有时可用于病变程度及预后评价的参考。

2. 肥厚型心肌病

（1）胸部X线检查。普通胸部X线检查示心影可以正常大小或左心室增大。

（2）心电图。主要表现为QRS波左心室高电压、倒置T波和异常q波。左心室高电压多在左胸导联。ST压低和T波倒置多见于I、aVL、V4～V6导联。少数患者可有深而不宽的病理性Q波，见于导联I、aVL或Ⅱ、Ⅲ、aVF和某些胸导联。此外，患者同时可伴有室内传导阻滞和其他各类心律失常。

（3）超声心动图。是临床最主要的诊断手段。心室不对称肥厚而无心室腔增大为其特征。舒张期室间隔厚度达15mm或与后壁厚度之比≥1.3。伴有流出道梗阻的病例可见室间隔流出道部分向左心室内突出、二尖瓣前叶在收缩期前移、左心室顺应性降低致舒张功能障碍等。

（4）心导管检查和冠状动脉造影。心导管检查可显示左心室舒张末期压力增高。有左心室流出道狭窄者在心室腔与流出道之间存

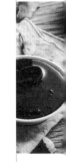

在收缩期压力阶差，心室造影显示左心室变形，可呈香蕉状、犬舌状或纺锤状（心尖部肥厚时）。冠状动脉造影多无异常。

（5）心内膜心肌活检。可见心肌细胞畸形肥大，排列紊乱。

3. 限制型心肌病

（1）实验室检查。继发性患者可能伴随相应原发病的实验室异常，如淀粉样变性患者可能有尿本周蛋白。

（2）心电图。心肌淀粉样变患者常常为低电压。QRS 波异常和 ST-T 改变在 RCM 较缩窄性心包炎明显。

（3）超声心动图。双心房扩大和心室肥厚见于限制型心肌病。心肌呈磨玻璃样改变常常是心肌淀粉样变的特点。心包增厚和室间隔抖动症见于缩窄性心包炎。

（4）心导管检查。与缩窄性心包炎病例相比，RCM 的特点包括：①肺动脉（收缩期）压明显增高（常 > 50mmHg）；②舒张压的变化较大；③右心室舒张压相对较低（缩窄性心包炎达 1/3 收缩压峰值以上）等。

（5）心内膜心肌活检。可见心内膜增厚和心内膜下心肌纤维化。

三、辨证膏方

根据本病的临床表现，可归属于中医"心悸""胸痹""水肿""喘证""厥证"等病范畴。中医认为本病是由于先天不足，正气虚弱，感受毒邪，内舍于心，气滞血瘀，心失所养所致。《素问·至真要大论》谓："必伏其所主，而先其所因。"总之，本病病位在心，与肺、脾、肾关系密切。虚实夹杂，本虚标实，以心气虚弱、心脾肾阳虚为本，毒邪、瘀血、水饮、痰浊为标。其病情发展取决于正气盛衰和感邪轻重，合并症及变症较多，为重症难症。病情严重者可发展为心阳暴脱，甚至阴阳离决而猝死。根据具体临床表现不同，常见适合膏方调养的分型为：气虚血瘀型、气阴两虚型、阳虚水泛型、心阳虚脱型。

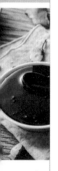

（1）气虚血瘀症

【症候】 心悸气短，动则益甚，气少懒言，身倦乏力，面色淡白或晦滞，舌淡暗或有紫斑，脉沉涩。

【治法】 补益心气，活血化瘀。

膏方：圣愈汤合桃红四物汤加减

圣愈汤出自清·吴谦《医宗金鉴》，本方所治之证，属于气血两虚。方中人参、黄芪补气，当归身、生熟地黄、川芎补血滋阴。配合成方，有补气养血之功。气旺则血自生，血旺则气有所附。喻嘉言论本方说："按失血过多，久疮溃脓不止，虽曰阴虚，实未有不兼阳虚者，合用人参，黄耆，允为良法。凡阴虚证大率宜仿此。"

实验研究证实[25]圣愈汤有提高血虚小鼠全血细胞数量的作用。补气健脾的人参、黄芪对提升血虚小鼠血液中的白细胞数量具有重要作用，初步佐证了中医"补气生血"的科学内涵；人参、黄芪与益精补血药及补血调血药相配，能够相互协同，增强疗效。

桃红四物汤是《玉机微义》转引的《医垒元戎》中的一个方子，也称加味四物汤，桃红四物汤这一方名始于见《医宗金鉴》。桃红四物汤以祛瘀为核心，辅以养血、行气。方中以强劲的破血之品桃仁、红花为主，力主活血化瘀；以甘温之熟地黄、当归滋阴补肝、养血调经；芍药养血和营，以增补血之力；川芎活血行气、调畅气血，以助活血之功。全方配伍得当，使瘀血祛、新血生、气机畅，化瘀生新是该方的显著特点。

药理学研究证明[26]，桃红四物汤具有改善心功能、抗心肌缺血、抑制血小板聚集、改善血液流变学及微循环作用。

【组成】 生地黄120g、熟地黄120g、白芍90g、川芎80g、人参120g、当归90g、黄芪100g、桃仁80g、红花80g。

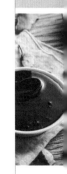

【图解】

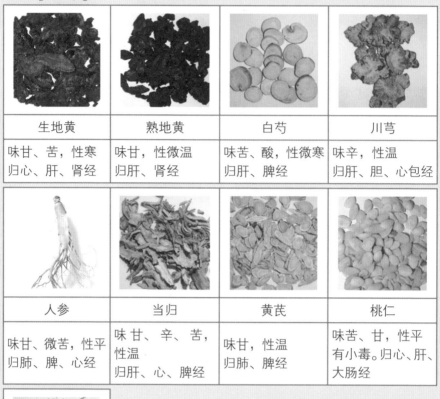

生地黄	熟地黄	白芍	川芎
味甘、苦，性寒 归心、肝、肾经	味甘，性微温 归肝、肾经	味苦、酸，性微寒 归肝、脾经	味辛，性温 归肝、胆、心包经
人参	当归	黄芪	桃仁
味甘、微苦，性平 归肺、脾、心经	味甘、辛、苦，性温 归肝、心、脾经	味甘，性温 归肺、脾经	味苦、甘，性平 有小毒。归心、肝、大肠经

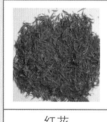

红花

味辛，性温
归心、肝经

【用法】　每次 15～20g，每日 2 次。温开水冲服为宜。

（2）气阴两虚症

【症候】　心悸气短，动则益甚，倦怠乏力，声息低微，面色无华，易汗出，口干，舌质淡红，舌体胖且边有齿痕，苔薄白，脉虚细缓或结代。

【治法】 益气养阴，养心安神。

膏方：炙甘草汤合天王补心丹加减

炙甘草汤（又名复脉汤）出自汉张仲景《伤寒论》，方中重用生地黄滋阴养血为君，《名医别录》谓地黄"补五脏内伤不足，通血脉，益气力"。配伍炙甘草、人参、大枣益心气，补脾气，以资气血生化之源；阿胶、麦冬、麻仁滋心阴，养心血，充血脉，共为臣药。佐以桂枝、生姜辛行温通，温心阳，通血脉，诸厚味滋腻之品得姜、桂则滋而不腻。本方为阴阳气血并补之剂。

天王补心丹出自宋代陈自民《校注妇人良方》，方中重用甘寒之生地黄，入心能养血，入肾能滋阴，故能滋阴养血，壮水以制虚火，为君药。天冬、麦冬滋阴清热，酸枣仁、柏子仁养心安神，当归补血润燥，共助生地滋阴补血，并养心安神，俱为臣药。玄参滋阴降火；茯苓、远志养心安神；人参补气以生血，并能安神益智；五味子之酸以敛心气，安心神；丹参清心活血，合补血药使补而不滞，则心血易生；朱砂镇心安神，以治其标，以上共为佐药。桔梗为舟楫，载药上行以使药力缓留于上部心经，为使药。本方配伍，滋阴补血以治本，养心安神以治标，标本兼治，心肾两顾，但以补心治本为主，共奏滋阴养血、补心安神之功。

【组成】 人参（去芦）100g、茯苓100g、玄参100g、丹参100g、桔梗100g、远志100g、当归（酒浸）、五味子、麦冬（去心）、天门冬、柏子仁、酸枣仁（炒）各150g、生地黄200g、炙甘草120g、生姜100g、桂枝去皮100g、阿胶80g、麻仁100g、大枣100g。

【图解】

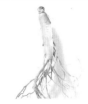 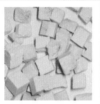 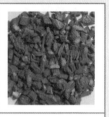

人参（去芦）	茯苓	玄参	丹参
味甘、微苦，性平 归肺、脾、心经	味甘、淡，性平 归心、肺、脾、肾经	味苦、甘、咸，性微寒 归肺、胃、肾经	味苦，性微寒 归心、肝经

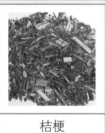 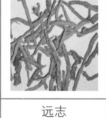 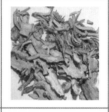 

桔梗	远志	当归	五味子
味苦、辛，性平 归肺经	味苦、辛，性温 归心、肾、肺经	味甘、辛、苦，性温 归肝、心、脾经	味酸、甘，性温 归肺、肾、心经

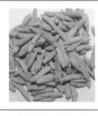 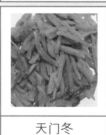  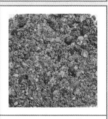

麦冬（去心）	天门冬	柏子仁	酸枣仁（炒）
味甘、微苦，性寒 归心、肺、胃经	味甘、苦，性寒 归肺、肾经	味甘，性平 归心、肾、大肠经	味甘、酸，性平 归肝、胆、心经

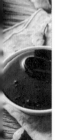

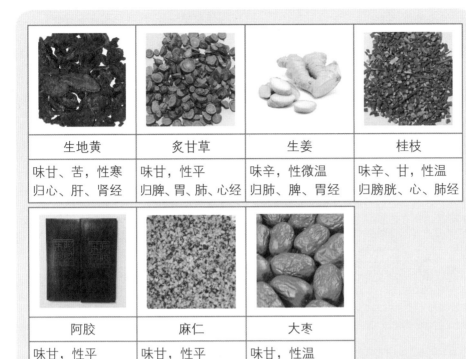

生地黄	炙甘草	生姜	桂枝
味甘、苦，性寒 归心、肝、肾经	味甘，性平 归脾、胃、肺、心经	味辛，性微温 归肺、脾、胃经	味辛、甘，性温 归膀胱、心、肺经

阿胶	麻仁	大枣
味甘，性平 归肺、肝、肾经	味甘，性平 归脾、胃、大肠经	味甘，性温 归脾、胃经

【用法】 每次 15～20g，每日 2 次。温开水冲服为宜。

（3）阳虚水泛症

【症候】 心悸，气短，咳喘痰鸣，小便短少，畏冷肢凉，腹部胀满，舌质淡胖，苔白滑，脉沉迟无力。

【治法】 温阳利水。

膏方：真武汤加减

《伤寒论·辨太阳病脉证并治》："太阳病，发汗，汗出不解，其人仍发热，心下悸，头眩，身瞤动，振振欲擗地者，真武汤主之。"《伤寒论·辨少阴病脉证并治》："少阴病，二三日不已，至四五日，腹痛，小便不利，四肢沉重疼痛，自下利者，此为有水气。其人或咳，或小便利，或下利，或呕者，真武汤主之。"本方为治疗脾肾阳虚，水湿泛溢的基本方。中医认为：

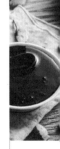

水之制在脾，水之主在肾，脾阳虚则湿失运化，肾阳虚则水不化气而致水湿内停，故小便不利；水湿泛溢于四肢，肢体浮肿；水湿流于肠间，则腹痛下利；上逆肺胃，则或咳或呕；水气凌心，则心悸；水湿中阻，清阳不升，则头眩。若由太阳病发汗太过，耗阴伤阳，阳失温煦，加之水渍筋肉，则身体筋肉眴动、站立不稳。其证因于阳虚水泛，故治疗当以温阳利水为基本治法。本方以附子为君药，本品辛甘性热，用之温肾助阳，以化气行水，兼暖脾土，以温运水湿。臣以茯苓利水渗湿，使水邪从小便去；白术健脾燥湿。佐以生姜之温散，既助附子温阳散寒，又合苓、术宣散水湿。白芍亦为佐药，其义有四：一者利小便以行水气，《本经》言其能"利小便"，《名医别录》亦谓之"去水气，利膀胱"；二者柔肝缓急以止腹痛；三者敛阴舒筋以解筋肉眴动；四者可防附子燥热伤阴，有利久服缓治。

从现代药理学看，方剂中黄芪可增强心肌收缩，有明显利尿作用，对肾脏功能有保护和改善作用，可促进心肌供血的增加和心功能的改善，促进心衰患者心脏指数和心排量的提高。制附子可降低外周阻力，增强心肌收缩，增加冠脉血流量。整个方剂可改善心力衰竭缺血症状，促进尿量的增加[27-28]。

【组成】　附子 80g、茯苓 200g、白术 100g、白芍 80g、生姜 80g、丹参 100g、红花 80mg、三七粉 60g、葶苈子 80g、大腹皮 100g、桑白皮 100g、陈皮 100g。

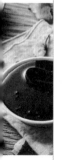

【图解】

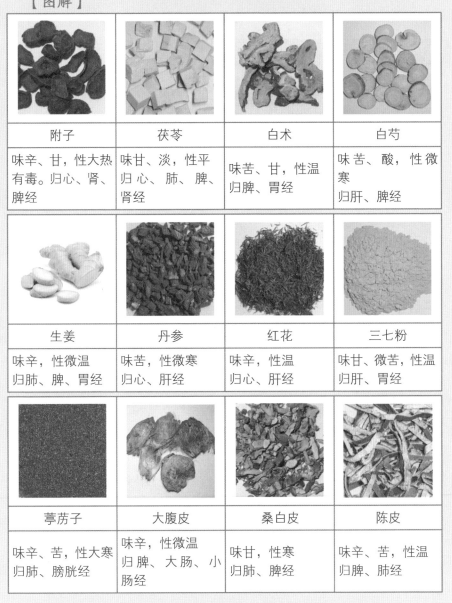

附子	茯苓	白术	白芍
味辛、甘，性大热有毒。归心、肾、脾经	味甘、淡，性平归心、肺、脾、肾经	味苦、甘，性温归脾、胃经	味苦、酸，性微寒归肝、脾经
生姜	丹参	红花	三七粉
味辛，性微温归肺、脾、胃经	味苦，性微寒归心、肝经	味辛，性温归心、肝经	味甘、微苦，性温归肝、胃经
葶苈子	大腹皮	桑白皮	陈皮
味辛、苦，性大寒归肺、膀胱经	味辛，性微温归脾、大肠、小肠经	味甘，性寒归肺、脾经	味辛、苦，性温归脾、肺经

【用法】　每次 15～20g，每日 2 次。一般在两餐之间，用温开水冲服为宜。

（4）心阳虚脱症

【症候】　心悸喘促，不能平卧，大汗淋漓，精神萎靡，唇甲青紫，四肢厥冷，舌淡苔白，脉细微欲绝。

【治法】 回阳固脱。

膏方：四逆汤合参附龙牡汤加减

四逆汤出自汉·张仲景《伤寒论》，此方由附子、甘草、干姜三味药组成，具有温中祛寒，回阳救逆之功效。现代药理表明，此方具有显著的强心升压作用。四逆汤中单用附子，强心作用既不十分明显，也不持久，且毒性很大；若与干姜，甘草配伍，强心，升压作用显著而持久。

参附龙牡汤出自元·危亦林《世医得效方》，药物组成参附汤（人参、附子、生姜、大枣）加龙骨、牡蛎。本方具有敛汗、潜阳，扶正固脱作用。主治阴阳俱竭，阳越于上，汗出肢冷，面色浮红，脉虚数或浮大无根者。近代·程门雪：或问四逆汤中何以不用人参等大补元气之品，不知仲景此方，乃为暴病急证而设，但重回阳救逆，与病久虚脱宜于温补者，用参附龙牡者，用意有不同焉。人参扶正，熟附回阳，即名参附汤，更佐龙、牡以敛潜浮越虚阳，为虚脱唯一方法（《书种室歌诀二种》）。

现代药理研究证实[29]，人参、附子均有明显强心作用，并能改善外周血液循环；桂枝能够扩张血管，增加冠状动脉血流量，黄芪能够增强心肌收缩力，增加心排血量，具有强心作用。

【组成】 人参120g、附子25g、龙骨120g、牡蛎120g、炙甘草60g、干姜80g、黄芪120g、桂枝100g、赤芍100g。

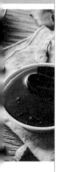

【图解】

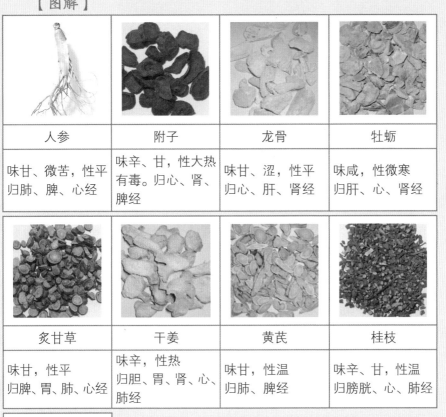

人参	附子	龙骨	牡蛎
味甘、微苦，性平 归肺、脾、心经	味辛、甘，性大热 有毒。归心、肾、 脾经	味甘、涩，性平 归心、肝、肾经	味咸，性微寒 归肝、心、肾经
炙甘草	干姜	黄芪	桂枝
味甘，性平 归脾、胃、肺、心经	味辛，性热 归胆、胃、肾、心、 肺经	味甘，性温 归肺、脾经	味辛、甘，性温 归膀胱、心、肺经

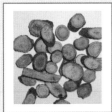

赤芍

味苦，性微寒
归肝经

【用法】 每次 15 ~ 20g，每日 2 次。用温开水冲服为宜。

第八节　血脂异常

血脂异常（dyslipidemia）通常指血浆中胆固醇和（或）甘油三酯（TG）升高，也包括高密度脂蛋白胆固醇降低。由于脂质不溶或微溶于水，在血浆中与蛋白质结合以脂蛋白的形式存在，因此，血脂异常实际上表现为脂蛋白异常血症（dyslipoproteinemia）。血脂异常以及与其他心血管风险因素相互作用导致动脉粥样硬化，增加心脑血管病的发病率和死亡率。血脂异常可见于不同年龄、性别的人群，患病率随年龄而增高，高胆固醇血症高峰在 50～69 岁，50 岁以前男性高于女性，50 岁以后女性高于男性。某些家族性血脂异常可发生于婴幼儿。本病属于中医学"脂浊"范畴。

1. 临床表现

（1）黄色瘤、早发性角膜环和脂血症眼底改变。由于脂质局部沉积所引起，其中以黄色瘤较为常见。黄色瘤是一种异常的局限性皮肤隆起，颜色可为黄色、橘黄色或棕红色，多呈结节、斑块或丘疹形状，质地一般柔软，最常见的是眼睑周围扁平黄色瘤。早发性角膜环出现于 40 岁以下，多伴有血脂异常。严重的高甘油三酯血症可产生脂血症眼底改变。

（2）动脉粥样硬化。脂质在血管内皮下沉积引起动脉粥样硬化，引起早发性和进展迅速的心脑血管和周围血管病变。某些家族性血脂异常可于青春期前发生冠心病，甚至心肌梗死。严重的高胆固醇血症有时可出现游走性关节炎。严重的高甘油三酯血症（尤其超过 10mmol/L）可引起急性胰腺炎。

2. 理化检查

血脂异常是通过实验室检查而发现、诊断及分型的。测定空腹（禁食 12～14 小时）血浆或血清总胆固醇（TC）、甘油三酯（TG）、低密度脂蛋白胆固醇（LDL-C）和高密度脂蛋白胆固醇（HDL-C）。抽血前的最后一餐应忌食高脂食物和禁酒。

3. 辨证膏方

高脂血症是血液中的脂质超过正常而出现的疾病。中医古代文献无"血脂"之说，但很早就有关于"膏脂""脂""膏"的论述。《灵枢·卫气失常篇》云："人有脂、有膏、有肉"。并指出各自的特点，黄帝曰："其肥瘦大小奈何？"伯高曰："膏者，多气而皮纵缓，故能纵腹垂腴。肉者，身体容大。脂者，其身瘦小。"黄帝曰："三者之气血多少何如？"伯高曰："膏者，多气，多气者，热，热者耐寒。肉者，多血则充形，充形则平。脂者，其血清，气滑少，故不能大。"从目前文献来看，中医学对高脂血症的病因、病机认识基本上是一致的，是以肝、脾、肾功能失调为本，痰浊血瘀为标。其中痰饮湿浊是高脂血症发病的关键，因虚致实或肝脾失调是其主要病机。根据血脂异常中医诊疗标准[30]，常见分型为：痰浊阻遏型、气滞血瘀型、肝肾阴虚型、脾肾阳虚型。适合膏方调治的证型有肝肾阴虚型、脾肾阳虚型。

（1）肝肾阴虚症

【症候】 头晕目眩，耳鸣健忘，失眠多梦，咽干口燥，腰膝酸软，胁肋胀痛，视物不清，五心烦热，颧红盗汗，男子遗精，女子经少或闭经，舌红少苔，脉细数。

【治法】 滋养肝肾。

膏方：杞菊地黄丸加减

杞菊地黄丸出自《麻疹全书》，由六味地黄丸加枸杞子、菊花而成。中医认为：肝开窍于目，肝血上注于目则能视，即

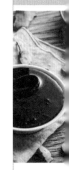

眼睛的功能与肝密切相关；在五行理论中，肝属木，肾属水，水能生木，肾与肝是一对母子关系，即肝为肾之子，肾为肝之母，母脏病变会影响到子脏；又肝主藏血，肾主藏精，精、血互生，因此肝与肾密切相关；因此，治疗眼部疾病，往往从肝肾入手。枸杞子：甘平质润，入肺、肝、肾经，补肾益精，养肝明目；菊花：辛、苦、甘，微寒，善清利头目，宣散肝经之热，平肝明目。八种药物配伍组合共同发挥滋阴、养肝、明目的作用，对肝肾阴虚同时伴有明显的头晕视物昏花等头、眼部疾患，尤为有效。

大量实验证明[31]，许多中药具有较好的降脂作用，如何首乌、山楂、泽泻、黄芪、决明子、人参、灵芝、葛根、银杏叶、桑寄生、川芎、黄连、黄芩、刺五加、大黄、金银花、甘草等。它们或通过减少胆固醇的吸收，抑制内源性脂质的合成，调节脂质代谢，促进体内脂质的转运和清除；或通过改善血液流变性抑制血小板聚集，防止脂质过氧化，保护血管内皮细胞；或通过提高脂类代谢相关基因水平等不同环节，起到治疗高脂血症的作用。在中医辨证基础上，可选择合适药物如何首乌 100g、山楂 100g、决明子 80g、桑寄生 100g 加入组方制成膏方。

【组成】　熟地黄 200g、山萸肉 100g、干山药 100g、泽泻 90g、牡丹皮 90g、茯苓 100g、制何首乌 100g、枸杞子 90g、菊花 90g。

【图解】

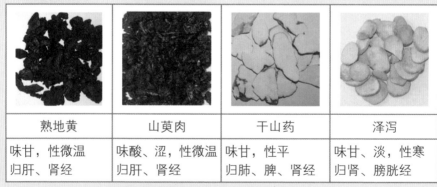

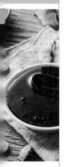			
熟地黄	山萸肉	干山药	泽泻
味甘，性微温 归肝、肾经	味酸、涩，性微温 归肝、肾经	味甘，性平 归肺、脾、肾经	味甘、淡，性寒 归肾、膀胱经

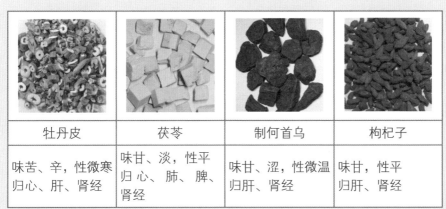

牡丹皮	茯苓	制何首乌	枸杞子
味苦、辛，性微寒 归心、肝、肾经	味甘、淡，性平 归心、肺、脾、肾经	味甘、涩，性微温 归肝、肾经	味甘，性平 归肝、肾经

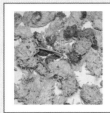

菊花
味辛、甘、苦，性微寒 归肺、肝经

【用法】　每次 20g，每日 2 次。温开水冲服为宜。

（2）脾肾阳虚症

【症候】　畏寒肢冷，神疲嗜卧，气短乏力，腹胀便溏，自汗气喘，动则更甚，舌淡胖，苔薄白，脉沉细。

【治法】　温补脾肾。

膏方：附子理中汤加减

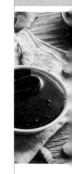

　　附子理中丸出自《太平惠民和剂局方》："治脾胃冷弱，心腹绞痛，呕吐泄利，霍乱转筋，体冷微汗，手足厥寒，心下逆满，腹中雷鸣，呕哕不止，饮食不进，及一切沉寒痼冷，并皆治之。附子（炮，去皮脐）、人参（去芦）、干姜（炮）、

甘草（炙）、白术各三两。上为细末，用炼蜜和为丸，每两作一十丸。每服一丸，以水一盏化破，煎至七分，稍热服之，空心食前。"方中附子、干姜大辛大热，温中散寒共为主药；党参甘温入脾，补气健脾为辅药，白术健脾燥湿为佐药；甘草缓急止痛，调和诸药为使药。全方合用，可使寒气去，阳气复，中气得补，共奏温中健脾之功。

【组成】 附子100g、人参100g、干姜100g、炙甘草100g、白术100g、黄芪120g、桑寄生100g、刺五加80g。

【图解】

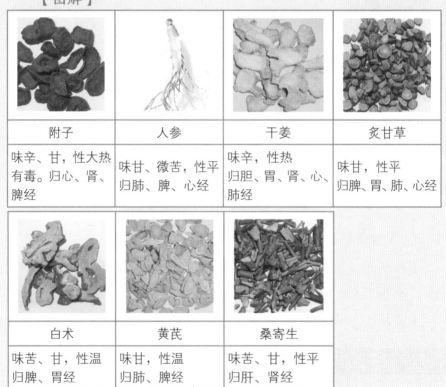

附子	人参	干姜	炙甘草
味辛、甘，性大热有毒。归心、肾、脾经	味甘、微苦，性平归肺、脾、心经	味辛，性热归胆、胃、肾、心、肺经	味甘，性平归脾、胃、肺、心经

白术	黄芪	桑寄生
味苦、甘，性温归脾、胃经	味甘，性温归肺、脾经	味苦、甘，性平归肝、肾经

【用法】 每次20g，每日2次。温开水冲服为宜。

第九节　肺心病

肺源性心脏病（corpulmonale）简称肺心病，是指由支气管－肺组织、胸廓或肺血管病变致肺血管阻力增加，产生肺动脉高压，继而右心室结构或（和）功能改变的疾病。根据起病缓急和病程长短，可分为急性和慢性肺心病两类。急性肺心病常见于急性大面积肺栓塞，慢性肺心病多继发于慢性支气管、肺疾病，尤其是慢阻肺。本病归属于中医学"肺胀""喘证""咳嗽"等范畴。

1. 临床表现

本病发展缓慢，临床上除原有支气管、肺和胸廓疾病的各种症状和体征外，主要是逐步出现肺、心功能障碍以及其他脏器功能损害的征象。按其功能的代偿期与失代偿期进行分述。

（1）肺、心功能代偿期。

症状咳嗽、咳痰、气促，活动后可有心悸、呼吸困难、乏力和劳动耐力下降。感染可使上述症状加重。少有胸痛或咯血。

体征可有不同程度的发绀，原发肺脏疾病体征，如肺气肿体征、干、湿啰音，肺动脉瓣第二心音亢进，三尖瓣区可出现收缩期杂音或剑突下心脏搏动增强，提示有右心室肥厚。部分患者因肺气肿使胸膜腔内压升高，阻碍腔静脉回流，可有颈静脉充盈甚至怒张，或使横膈下降致肝界下移。

（2）肺、心功能失代偿期。

呼吸衰竭症状：呼吸困难加重，夜间为甚，常有头痛、失眠、食欲下降，白天嗜睡，甚至出现表情淡漠、神志恍惚、谵妄等肺性脑病的表现。体征：发绀明显，球结膜充血、水肿，严重时可有视

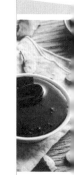

网膜血管扩张、视盘水肿等颅内压升高的表现。腱反射减弱或消失，出现病理反射。因高碳酸血症可出现周围血管扩张的表现，如皮肤潮红、多汗。

右心衰竭症状：明显气促，心悸、食欲不振、腹胀、恶心等。体征：发绀明显，颈静脉怒张，心率增快，可出现心律失常，剑突下可闻及收缩期杂音，甚至出现舒张期杂音。肝大且有压痛，肝颈静脉回流征阳性，下肢水肿，重者可有腹水。少数患者可出现肺水肿及全心衰竭的体征。

2. 理化检查

（1）X 线检查

除肺、胸基础疾病及急性肺部感染的特征外，尚有肺动脉高压症。如肺动脉段弧突出或其高度 ≥ 3mm；右下肺动脉增宽，其横径 ≥ 15mm；其横径与气管横径比值 ≥ 1.07；右心室增大，心脏呈垂直位。心力衰竭时可见全心扩大，但在心力衰竭控制后，心脏可恢复原来大小。

（2）心电图检查

慢性肺心病的心电图阳性率约为 30% 左右，在十二导联心电图上，可呈现右房右室增大的变化。右房增大表现为 P 波高尖。右室增大表现为电轴右偏，极度顺钟向转位时，Rv1+Sv5 ≥ 1.05mV。有时在 V1、V2 甚至延至 V3，可出现酷似陈旧性心肌梗死图形的 QS 波，应注意鉴别。

（3）超声心动图检查

可显示右肺动脉内径增大，右心室流出道内径 ≥ 30mm，右心室内径 ≥ 20mm，右心室前壁及室间隔厚度增加、搏动幅度增强，左、右心室内径比值 < 2。

（4）血气分析

慢性肺心病肺功能失代偿期可出现低氧血症甚至呼吸衰竭或合并高碳酸血症。

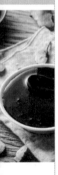

（5）血液化验

红细胞及血红蛋白可升高。全血黏度及血浆黏度可增加，红细胞电泳时间常延长；合并感染时白细胞总数增高，中性粒细胞增加。部分患者血清学检查可有肾功能或肝功能异常，以及电解质如血清钾、钠、氯、钙、镁、磷异常。

（6）其他

早期或缓解期慢性肺心病可行肺功能检查评价。

3. 辨证膏方

祖国医学虽无肺心病病名，但根据其发病特点及临床表现，在"肺胀""痰饮""喘证"等病的论述中可查寻到类似本病的记载。通过分析古籍所述症状，以及以药测证等方法，可知它们分别描述了肺心病某阶段的一些表现。如《灵枢·胀论》中有"肺胀者，虚满而喘咳"及《灵枢·经脉》中有"肺手太阴之脉，……是动则病肺胀满，膨膨而喘咳"的认识。《素问·痹论》又云："肺痹者，烦满喘而呕。"《素问·大奇论》："肺之壅，喘而两胠满。"《素问·逆调论》："夫不得卧，卧则喘者，是水气之客也。"肺胀的病理性质多属标实本虚。标实为痰浊、水饮、瘀血和气滞，痰有寒化与热化之分；本虚为肺、脾、肾气虚，晚期则气虚及阳，或阴阳两虚。其基本病机是肺之体用俱损，呼吸机能错乱，气壅于胸，滞留于肺，痰瘀阻结肺管气道，导致肺体胀满，张缩无力，而成肺胀。肺胀的本质是标实本虚，要分清标本主次，虚实轻重。一般感邪发作时偏于标实，平时偏于本虚。标实为痰浊、瘀血，早期痰浊为主，渐而痰瘀并重，并可兼见气滞、水饮错杂为患。后期痰瘀壅盛，正气虚衰，本虚与标实并重。根据标本虚实，分别选用祛邪扶正是本病的治疗原则。由于中医没有肺心病之病名，多按肺胀之病症予以分型，《疾病诊治大典》将之分为四证六型[32]：①实证，分为痰浊阻肺型和痰热壅肺型；②虚证，分为肺肾气虚型和脾肾阳虚型；③闭证，分为寒痰内闭型和热痰内闭型；④脱证，其中适合膏方调治的分型为肺

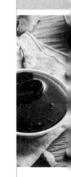

肾气虚型和脾肾阳虚型。

（1）肺肾气虚症

【症候】 喘促，胸闷，气短，动则加重，咳嗽，面目浮肿，头昏，神疲，乏力，易感冒，腰膝酸软，小便频数，夜尿增多，舌质淡，舌苔白，脉沉弱。

【治法】 补肾益肺，纳气平喘。

膏方：补肺汤加减

补肺汤出自《永类钤方》，由人参、黄芪、熟地黄、五味子、紫菀、桑白皮组成。方中人参、黄芪益气补肺；五味子收敛肺气，熟地黄滋肾填精；紫菀、桑白皮消痰止咳，降气平喘。诸药配伍，有补肺益气，止咳平喘之功效。

肺心病患者因呼吸道反复感染，炎症渗出增多，痰液堵塞使肺通气障碍，组织缺氧，导致低氧血症。临床疗效观察[33]发现在应用抗生素的同时配合中药补肺汤治疗，使痰液变清稀而易于咳出，改善了肺通气，纠正了低氧血症，改善了重要脏器的供血，有利于心功能的恢复。

川芎嗪是从伞形科藁本属植物川芎根茎中提取的生物碱单体，经临床药理证实，具有抗血小板聚集、降低血液黏度、改善微循环、扩张血管等作用[34]。丹参是常用的活血化瘀中药，丹参多酚来源于中药丹参，研究发现，丹参多酚能改善右心肥厚和平滑肌肥厚程度，对右心结构重塑有一定的逆转作用[35]。因此，从肺心病病理学角度来看，丹参治疗慢性肺心病心力衰竭有效，临床研究[36]表明丹参多酚联合西药治疗慢性肺心病心力衰竭效果显著，值得临床推广。近代药理研究证实，黄芪可激活腺苷酸环化酶，使ATP分解为CAMP，诱导干扰素产生，因而能提高人体非特异免疫功能。玉屏风散中重用黄芪，是取其补气固表扶正之功。临床观察发现玉屏风散在预防慢性肺源性

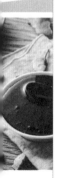

心脏病缓解期并发呼吸道感染方面，有明显临床效果[37]。

【组成】 人参100g、黄芪250g、熟地黄250g、五味子80g、紫菀100g、桑白皮100g、葶苈子100g、丹参100g、川芎100g。

【图解】

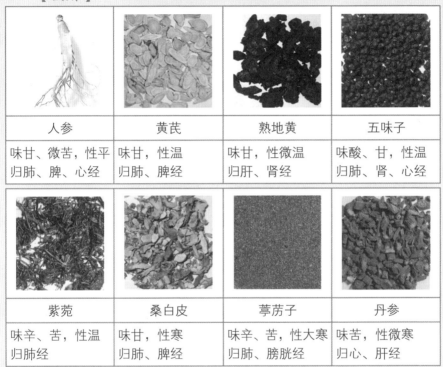

人参	黄芪	熟地黄	五味子
味甘、微苦，性平 归肺、脾、心经	味甘，性温 归肺、脾经	味甘，性微温 归肝、肾经	味酸、甘，性温 归肺、肾、心经
紫菀	桑白皮	葶苈子	丹参
味辛、苦，性温 归肺经	味甘，性寒 归肺、脾经	味辛、苦，性大寒 归肺、膀胱经	味苦，性微寒 归心、肝经

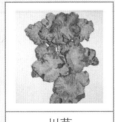

川芎
味辛，性温 归肝、胆、心包经

【用法】 每次 15～20g，每日 2 次。温开水冲服为宜。

（2）脾肾阳虚症

【症候】　面浮，下肢肿，甚则一身悉肿，腹部胀满有水，心悸，咳喘，咯痰清稀，脘痞，食欲缺乏，尿少，怕冷，面唇青紫，舌胖质黯，苔白滑，脉沉细。

【治法】　温肾健脾，化饮利水。

膏方：真武汤合五苓散加减

真武汤出自东汉·张仲景《伤寒论·辨太阳病脉证并治》："少阴病，二三日不已，至四五日，腹痛，小便不利，四肢沉重疼痛，自下利者，此为有水气。其人或咳，或小便利，或下利，或呕者，真武汤主之。"本方为治疗脾肾阳虚，水湿泛溢的基本方。中医认为：水之制在脾，水之主在肾，脾阳虚则湿失运化，肾阳虚则水不化气而致水湿内停，故小便不利；水湿泛溢于四肢，肢体浮肿；水湿流于肠间，则腹痛下利；上逆肺胃，则或咳或呕；水气凌心，则心悸；水湿中阻，清阳不升，则头眩。若由太阳病发汗太过，耗阴伤阳，阳失温煦，加之水渍筋肉，则身体筋肉瞤动、站立不稳。其证因于阳虚水泛，故治疗当以温阳利水为基本治法。本方以附子为君药，本品辛甘性热，用之温肾助阳，以化气行水，兼暖脾土，以温运水湿。臣以茯苓利水渗湿，使水邪从小便去；白术健脾燥湿。佐以生姜之温散，既助附子温阳散寒，又合苓、术宣散水湿。白芍亦为佐药，其义有四：一者利小便以行水气，《本经》言其能"利小便"，《名医别录》亦谓之"去水气，利膀胱"；二者柔肝缓急以止腹痛；三者敛阴舒筋以解筋肉瞤动；四者可防附子燥热伤阴，有利久服缓治。

五苓散亦出自《伤寒论》，原为太阳膀胱蓄水证而设立。但膀胱蓄水可上渍中焦而困脾，脾运不及，水湿内停则下注膀胱，因此本方通利膀胱与健脾助运合法，不仅能利小便、通气化而去水湿，也能健脾振奋运化而去水湿，具有健脾燥湿，渗湿行

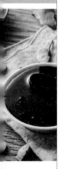

水之功，故本方又主治脾虚水湿内停所致的泄泻、水肿及痰饮等证。方中重用泽泻，其直达肾与膀胱，能利水祛湿，兼能清热，为君药。茯苓、猪苓淡渗利水，以增强泽泻利水祛湿之力，合而为臣。白术健脾燥湿，促进运化，既可化水为津，又可输津四布；更用桂枝温通阳气，内助膀胱气化，协渗利药以布津行水，又外散太阳经未净之邪，共为佐药。五药相合，共奏化气、行水、解表之功。

有临床观察提示[38]真武汤合五苓散加减联合川芎嗪治疗慢性心力衰竭能显著降低BNP水平，改善患者预后。究其原因可能是，川芎嗪含有大量钙离子，拮抗作用能够帮助肺血管扩张，减小肺动脉压，降低右心负荷，同时真武汤合五苓散加减中附子、茯苓、炒白术、泽泻等均具强心、利尿、逆转心肌重构之功效，以达到缓解右心室的扩大，使相应的左心室功能得到改善，提高心排血量。中药注射在治疗肺心病合并心力衰竭患者治疗中也有明显疗效，如临床观察发现[39]在西医治疗基础上联合中医治疗，通过给予患者丹参注射液、痰热清等，可进一步缓解病症，提高整体临床疗效。丹参注射液可显著增强患者的红细胞变形能力，充分抑制其血小板聚集现象，改善血管痉挛。痰热清则可有效缓解患者肺热、痰多等症状，且具有良好的解毒功效，可增强肺心病合并心衰患者的免疫力和抵抗力。在丹参注射液治疗基础上联合中药痰热清，有利于显著改善肺心病合并心衰患者的心肺功能，减轻组织缺氧造成的影响，降低血液黏稠度。

【组成】 茯苓100g、白芍100g、白术80g、生姜100g、制附片100g、猪苓100g、泽泻120g、桂枝80g、川芎80g、丹参100g。

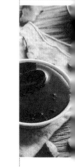

【图解】

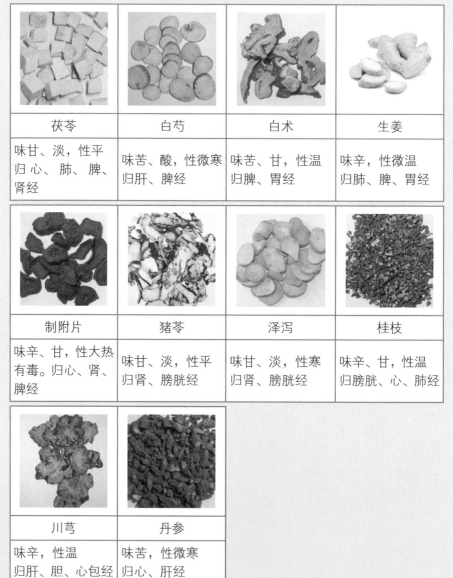

茯苓	白芍	白术	生姜
味甘、淡，性平 归心、肺、脾、肾经	味苦、酸，性微寒 归肝、脾经	味苦、甘，性温 归脾、胃经	味辛，性微温 归肺、脾、胃经
制附片	猪苓	泽泻	桂枝
味辛、甘，性大热 有毒。归心、肾、脾经	味甘、淡，性平 归肾、膀胱经	味甘、淡，性寒 归肾、膀胱经	味辛、甘，性温 归膀胱、心、肺经
川芎	丹参		
味辛，性温 归肝、胆、心包经	味苦，性微寒 归心、肝经		

【用法】 每次 15～20g，每日 2 次。温开水冲服为宜。

第十节 心肌炎

心肌炎（myocarditis）是心肌的炎症性疾病。最常见病因为病毒感染，细菌、真菌、螺旋体、立克次体、原虫、蠕虫等感染也可引起心肌炎，但相对少见。非感染性心肌炎的病因包括药物、毒物、放射、结缔组织病、血管炎、巨细胞心肌炎、结节病等。本节重点叙述病毒性心肌炎，根据病毒性心肌炎的不同临床表现，可归属于中医学的"温病"以及由"温病"引起的心悸、怔忡、胸痹等病症的范畴。

1. 临床表现

（1）症状。病毒性心肌炎患者临床表现取决于病变的广泛程度与部位，轻者可完全没有症状，重者甚至出现心源性休克及猝死。多数患者发病前 1 ~ 3 周有病毒感染前驱症状，如发热、全身倦怠感和肌肉酸痛，或恶心、呕吐等消化道症状。随后可以有心悸、胸痛、呼吸困难、水肿，甚至晕厥、猝死。临床诊断的病毒性心肌炎绝大部分是以心律失常为主诉或首见症状，其中少数可因此发生晕厥或阿斯综合征。

（2）体征。查体常有心律失常，以房性与室性期前收缩及房室传导阻滞最为多见。心率可增快且与体温不相称。听诊可闻及第三、第四心音或奔马律，部分患者可于心尖部闻及收缩期吹风样杂音。心衰患者可有颈静脉怒张、肺部湿啰音、肝大等体征。重症可出现血压降低、四肢湿冷等心源性休克体征。

2. 理化检查

（1）胸部 X 线检查。可见心影扩大，有心包积液时可呈烧瓶样改变。

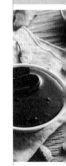

（2）心电图。常见 S–T 段改变，包括 ST 段轻度移位和 T 波倒置。可出现各型心律失常，特别是室性心律失常和房室传导阻滞等。

（3）超声心动图检查。可正常，也可显示左心室增大，室壁运动减低，左心室收缩功能减低，附壁血栓等。合并心包炎者可有心包积液。

（4）心肌损伤标志物。可有心肌肌酸激酶（CK–MB）及肌钙蛋白（T 或 I）增高。

（5）非特异性炎症指标检测。红细胞沉降率加快，C- 反应蛋白等非特异性炎症指标常升高。

（6）病毒血清学检测。仅对病因有提示作用，不能作为诊断依据。确诊有赖于心内膜、心肌或心包组织内病毒、病毒抗原、病毒基因片段或病毒蛋白的检出。

（7）心内膜心肌活检。除本病诊断外还有助于病情及预后的判断。

3. 辨证膏方

本病病位在心，与肺、脾、肾有关，正气不足，邪毒侵心是发病的关键，正虚为本，热毒、湿毒、痰浊、瘀血为标，为本虚标实、虚实夹杂之病患。病毒性心肌炎的中医治疗目前尚无统一的辨证分型标准，临床各家报道不一，但依据其病程长短、临床表现不同大致分为热毒侵心证、湿毒犯心证、心阴虚损证、气阴两虚证、阴阳两虚证[40]。其中适合膏方调治的分型为心阴虚损证、气阴两虚证、阴阳两虚证。

（1）心阴虚损症

【症候】 心悸，心烦，失眠，多梦，口燥咽干，形体消瘦，或手足心热，潮热盗汗，两颧潮红，舌红少苔乏津，脉细数。

【治法】 滋阴清热，养心安神。

膏方：天王补心丹加减

天王补心丹出自宋·陈自明《校注妇人良方》，方中重用甘寒之生地黄，入心能养血，入肾能滋阴，故能滋阴养血，壮水以制虚火，为君药。天冬、麦冬滋阴清热，酸枣仁、柏子仁养心安神，当归补血润燥，共助生地滋阴补血，并养心安神，俱为臣药。玄参滋阴降火；茯苓、远志养心安神；人参补气以生血，并能安神益智；五味子之酸以敛心气，安心神；丹参清心活血，合补血药使补而不滞，则心血易生；朱砂镇心安神，以治其标，以上共为佐药。桔梗为舟楫，载药上行以使药力缓留于上部心经，为使药。本方配伍，滋阴补血以治本，养心安神以治标，标本兼治，心肾两顾，但以补心治本为主，共奏滋阴养血、补心安神之功。

病毒性心肌炎因温邪侵袭，使营阴被劫，心阴亏虚，心失所养，心之气血不足均可致心悸、胸闷、气短。临床上如能抓住天王补心丹滋阴降火、宁心安神的特点，辨清阴虚、阳虚偏重以及夹湿、夹瘀的相兼，合理变通，加减有度，即可应用于各种心肾阴虚的病症[41]。

【组成】　人参 100g、茯苓 100g、玄参 100g、丹参 100g、桔梗 100g、远志 100g、当归 120g、五味子 120g、麦冬 120g、天冬 120g、柏子仁 120g、酸枣仁 120g、生地黄 200g。

【图解】

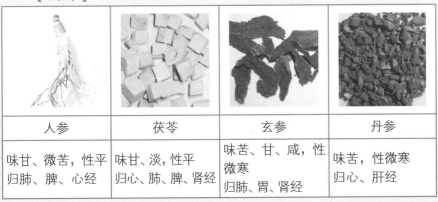

人参	茯苓	玄参	丹参
味甘、微苦，性平 归肺、脾、心经	味甘、淡，性平 归心、肺、脾、肾经	味苦、甘、咸，性微寒 归肺、胃、肾经	味苦，性微寒 归心、肝经

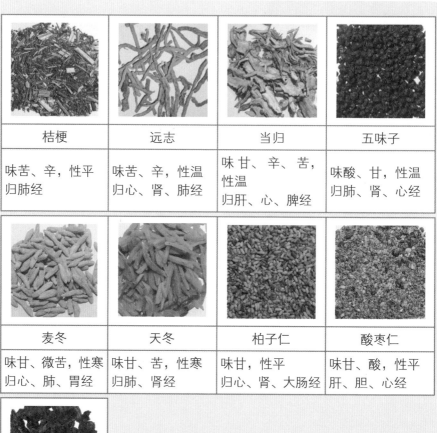

桔梗	远志	当归	五味子
味苦、辛，性平 归肺经	味苦、辛，性温 归心、肾、肺经	味甘、辛、苦，性温 归肝、心、脾经	味酸、甘，性温 归肺、肾、心经

麦冬	天冬	柏子仁	酸枣仁
味甘、微苦，性寒 归心、肺、胃经	味甘、苦，性寒 归肺、肾经	味甘，性平 归心、肾、大肠经	味甘、酸，性平 肝、胆、心经

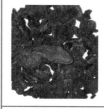

生地黄

味甘、苦，性寒
归心、肝、肾经

【用法】 每次 15～20g，每日 2 次。温开水冲服为宜。

（2）气阴两虚症

【症候】 心悸气短，动则益甚，心胸隐痛，时作时休，伴倦怠乏力，声息低微，面色㿠白，易汗出，舌质淡红，舌体胖且边有齿痕，苔薄白，脉虚细缓或结代。

【治法】 益气养阴，宁心安神。

膏方：炙甘草汤合生脉散加减

炙甘草汤（又名复脉汤）出自汉张仲景《伤寒论》，方中重用生地黄滋阴养血为君，《名医别录》谓地黄"补五脏内伤不足，通血脉，益气力"。配伍炙甘草、人参、大枣益心气，补脾气，以资气血生化之源；阿胶、麦冬、麻仁滋心阴，养心血，充血脉，共为臣药。佐以桂枝、生姜辛行温通，温心阳，通血脉，诸厚味滋腻之品得姜、桂则滋而不腻。本方为阴阳气血并补之剂。

生脉散源于金·张元素撰《医学启源·卷之下十二》："麦门冬气寒，味微苦甘，治肺中（伏）火，（脉）气欲绝。加五味子、人参（二）味，为生脉散，补肺中元气不足，须用之。"方中人参甘温，益元气，补肺气，生津液，故为君药。麦冬甘寒养阴清热，润肺生津，故为臣药。人参、麦冬合用，则益气养阴之功益彰。五味子酸温，敛肺止汗，生津止渴，为佐药。三药合用，一补一润一敛，益气养阴，生津止渴，敛阴止汗，使气复津生，汗止阴存，气充脉复，故名"生脉"。

炙甘草汤方中五味子具有收敛耗散心气的功效，能增强心肌收缩力、增加冠脉血流量；麦冬、生地黄可养阴清热，调节细胞免疫及保护心肌细胞，降低心肌细胞的病变，促进坏死细胞的修复。中药丹参、金银花可使心肌缺氧能力得到明显提高，使异常的血流指标得到改善，减轻心肌的负荷及降低心肌耗氧量，亦可使心肌细胞的自律性得到有效改善，使心脏不应期得以延长，使心律失常得到有效控制；瓜蒌可润肺，散结，化痰，润肠，治疗胸痹结胸；且临床实践证明，中药在抗病毒、强心利尿、控制心律失常等治疗方面，可起到标本同治的作用，使病毒性心肌炎得到有效的治疗[42]。国内研究者采用中医药治疗本病，取得了较好的效果[43]，单味中药中黄芪、三七、柴胡、苦参、

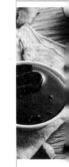

天麻、双花、连翘、贯众、虎杖、板蓝根等对病毒性心肌炎有较好疗效。复方制剂如参麦注射液、清心饮、心肌康胶囊等对病毒性心肌炎有一定疗效。

【组成】 炙甘草150g、生姜100g、桂枝100g、人参80g、生地黄240g、阿胶80g、麦冬120g、麻仁120g、大枣80g、五味子80g。

【图解】

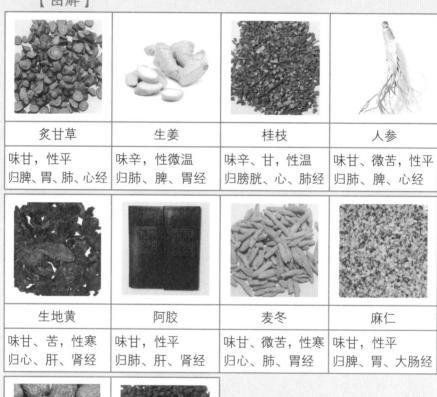

炙甘草	生姜	桂枝	人参
味甘，性平 归脾、胃、肺经	味辛，性微温 归肺、脾、胃经	味辛、甘，性温 归膀胱、心、肺经	味甘、微苦，性平 归肺、脾、心经
生地黄	阿胶	麦冬	麻仁
味甘、苦，性寒 归心、肝、肾经	味甘，性平 归肺、肝、肾经	味甘、微苦，性寒 归心、肺、胃经	味甘，性平 归脾、胃、大肠经
大枣	五味子		
味甘，性温 归脾、胃经	味酸、甘，性温 归肺、肾、心经		

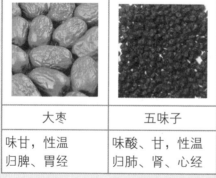

【用法】　每次 15～20g，每日 2 次。温开水冲服为宜。

（3）阴阳两虚症

【症候】　心慌，喘息少气，肢冷，形寒，面浮肢肿，唇紫，血色暗淡，潮热，自汗，盗汗，声嘶或失音，舌淡红，苔白，脉沉细而无力或促、结、代。

【治法】　益气温阳，滋阴通脉。

膏方：参附养荣汤加减

参附养荣汤出自明·吴又可《瘟疫论》，方由辛温大热之干姜、附子，大补元气之人参，滋阴养血之地黄、当归、芍药组合而成。用于下后虚痞的调治，旨在温寒、补益、滋阴，既纠苦寒攻下之弊，又补阴阳气血之虚，扶正祛邪，则痞满自愈。

有研究证实[44]：在西医常规治疗的基础上，参附养荣汤加味对病毒性心肌炎慢性期患者发挥了良好疗效，且安全性好，调节血清白细胞介素（IL）-17，IL-27，IL-6，IL-9 和核转录因子（NF）-κB 水平变化可能是其作用机制之一。

【组成】　当归 120g、白芍 120g、生地黄 150g、人参 120g、制附片 80g、干姜 80g、丹参 100g、薤白 100g、猪苓 100g、茯苓 100g、车前子 100g、紫苏子 100g。

【图解】

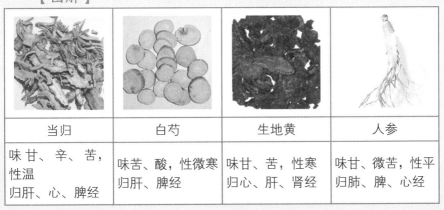

当归	白芍	生地黄	人参
味甘、辛、苦，性温 归肝、心、脾经	味苦、酸，性微寒 归肝、脾经	味甘、苦，性寒 归心、肝、肾经	味甘、微苦，性平 归肺、脾、心经

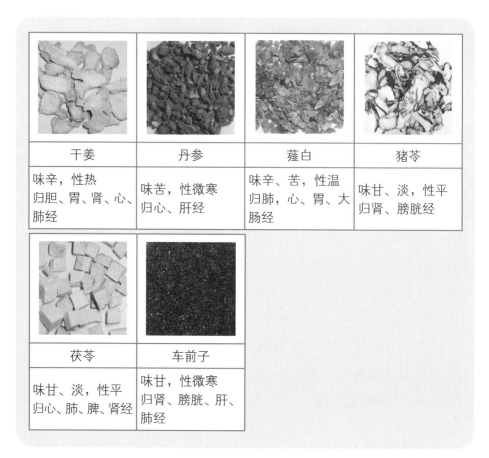

干姜	丹参	薤白	猪苓
味辛，性热 归胆、胃、肾、心、肺经	味苦，性微寒 归心、肝经	味辛、苦，性温 归肺，心、胃、大肠经	味甘、淡，性平 归肾、膀胱经

茯苓	车前子
味甘、淡，性平 归心、肺、脾、肾经	味甘，性微寒 归肾、膀胱、肝、肺经

【用法】　每次 15 ~ 20g，每日 2 次。温开水冲服为宜。

第十一节　外周血管病

外周血管病最常见的是动脉硬化性闭塞症。

动脉硬化闭塞症（ASO）是指动脉粥样硬化导致下肢或上肢动脉狭窄甚至闭塞，临床上以间歇性跛行静息痛，肢体运动后引发局部疼痛、紧束、麻木或无力，停止运动后即缓解为特征。

动脉硬化闭塞症是一种慢性、进展性疾病，临床上从动脉硬化危险因素出现到动脉硬化斑块形成、到血管狭窄甚至闭塞可分为局部缺血期、营养障碍期、坏死或坏疽期 3 个阶段。本病属于中医学的"脱疽"范畴。

1. 临床表现

（1）症状：主要和典型的症状是间歇性跛行和静息痛，肢体运动后引发局部疼痛、紧束、麻木或无力，停止运动后即缓解为特征。

（2）体征：动脉硬化闭塞症患者体征主要有狭窄远端的动脉搏动消失、狭窄部位可闻及收缩期杂音，患肢温度较低或营养不良等。

2. 理化检查

（1）节段性血压测量：在下肢不同动脉供血节段用 Doppler 装置测压，如发现有节段压力阶差提示期间有动脉狭窄存在。

（2）踝 / 肱指数（Ankle-BrachialIndex，ABI）测定：ABI= 踝动脉收缩压 / 肱动脉收缩压，正常值≥ 1，< 0.9 为异常，敏感性达 95%，< 0.5 为严重狭窄。

3. 辨证膏方

动脉硬化闭塞症的不同阶段，在西医治疗的基础上，配合中医辨证论治，形成个体化治疗方案，其发生机制多因病人年高气衰，气机失常，脉络瘀滞，经气不通，正虚邪实，邪瘀互结，瘀久化热，热盛肉腐而成本病。病之初期，以阴寒血瘀（局部缺血）为主，治以温经散寒，活血化瘀；中期以热瘀（营养障碍）为主，治以清热解毒，活血化瘀；后期以虚瘀毒腐（坏死或坏疽）为主，治以益气补虚，活血化瘀。在治疗的各个阶段中，都应重视血脉瘀阻这一病理过程，活血化瘀之法贯穿治疗的始终，具体辨证施治如下[45]：

（1）脉络阴寒

【症候】 怕冷，酸痛，间歇性跛行，患肢皮肤温度正常或下降，皮肤颜色正常或苍白或苍黄。大、中动脉搏动正常或减弱。舌质淡紫，脉紧。

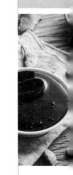

【治法】 温经散寒，活血通脉。

膏方：当归四逆汤加减

当归四逆汤出自汉·张机《伤寒论·辨厥阴病脉证并治法》，"手足厥寒、脉细欲绝者，当归四逆汤主之。"吴昆《医方考》："手足厥寒，责阳气外虚不温四末。脉细欲绝，责阴血内弱，脉行不利。阳气外虚，故用桂枝、细辛以温其表，阴血内弱故用当归、芍药以调其里，通草通其阴阳，大枣、甘草和其营卫。是证也，自表入里，虽曰传至厥阴，始终只是阳证，与寒邪直中三阴不同，故不用吴茱萸附辈，而用桂枝汤加当归细辛通草尔，明者自得之。"

【组成】 当归120g、桂枝90g、白芍100g、细辛10g、通草60g、艾叶60g、炮姜60g、川芎90g、川牛膝100g、乌药90g、小茴香90g、续断100g、杜仲100g、大枣60g、牡丹皮90g、炙甘草60g。

【图解】

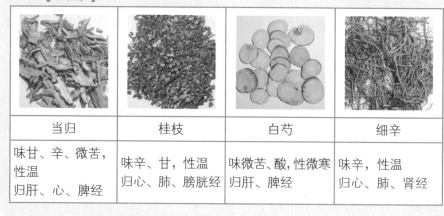

当归	桂枝	白芍	细辛
味甘、辛、微苦，性温 归肝、心、脾经	味辛、甘，性温 归心、肺、膀胱经	味微苦、酸，性微寒 归肝、脾经	味辛，性温 归心、肺、肾经

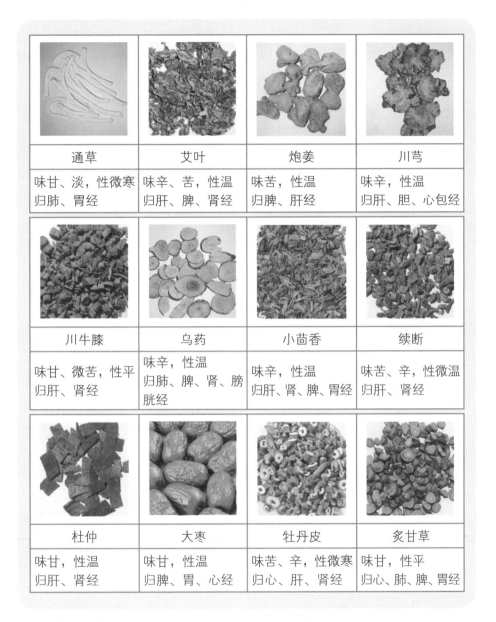

通草	艾叶	炮姜	川芎
味甘、淡，性微寒 归肺、胃经	味辛、苦，性温 归肝、脾、肾经	味苦，性温 归脾、肝经	味辛，性温 归肝、胆、心包经
川牛膝	乌药	小茴香	续断
味甘、微苦，性平 归肝、肾经	味辛，性温 归肺、脾、肾、膀胱经	味辛，性温 归肝、肾、脾、胃经	味苦、辛，性微温 归肝、肾经
杜仲	大枣	牡丹皮	炙甘草
味甘，性温 归肝、肾经	味甘，性温 归脾、胃、心经	味苦、辛，性微寒 归心、肝、肾经	味甘，性平 归心、肺、脾、胃经

【用法】　每次 15~20g，每日 2 次。餐后半小时后服用，用温开水冲服为宜。

（2）脉络血瘀

【症候】　患肢持续性疼痛，夜间加剧，怕冷，胀痛，麻木，间歇性跛行加重。皮肤干燥欠润，可呈紫绀色，趾（指）甲增厚、变形，生长缓慢，汗毛稀少，或趾腹弹性下降。大、中动脉搏动减弱。舌质紫有瘀点或瘀斑，脉沉紧或弦。

【治法】 益气活血，通脉止痛。

膏方：四君子汤合桃红四物汤加减

四君子汤出自宋《太平惠民和剂局方》，本方诸药皆味甘入脾，益气之中有燥湿之功，补虚之中有运脾之力，颇合脾欲甘，喜燥恶湿，喜通恶滞的生理特征。方中药物甘温平和，补而不滞，利而不峻，作用冲和平淡，"常服温和脾胃，进益饮食，辟寒邪瘴雾气"（《太平惠民和剂局方》），犹如宽厚平和之君子，故有"四君子汤"之名。

桃红四物汤出自清·吴谦《医宗金鉴》。桃红四物汤以祛瘀为核心，辅以养血、行气，方中以强效的破血之品桃仁、红花为主，力主活血化瘀；以甘温之熟地、当归滋阴补肝、养血调经，芍药养血和营，以增补血之力；川芎活血行气、调畅气血，以助活血之功。全方配伍得当，使瘀血祛、新血生、气机畅，化瘀生新是该方的显著特点。

【组成】 人参100g、炒白术90g、茯苓100g、桃仁40g、红花60g、当归90g、熟地黄120g、川芎90g、白芍60g、川牛膝120g、丹参100g、鸡血藤100g、蒲黄（包煎）90g、莪术60g、三棱60g、甘草60g、桂枝60g。

【图解】

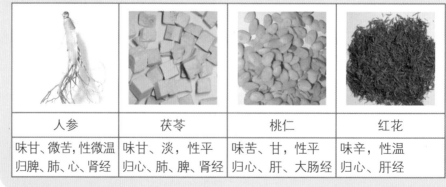

人参	茯苓	桃仁	红花
味甘、微苦，性微温 归脾、肺、心、肾经	味甘、淡，性平 归心、肺、脾、肾经	味苦、甘，性平 归心、肝、大肠经	味辛，性温 归心、肝经

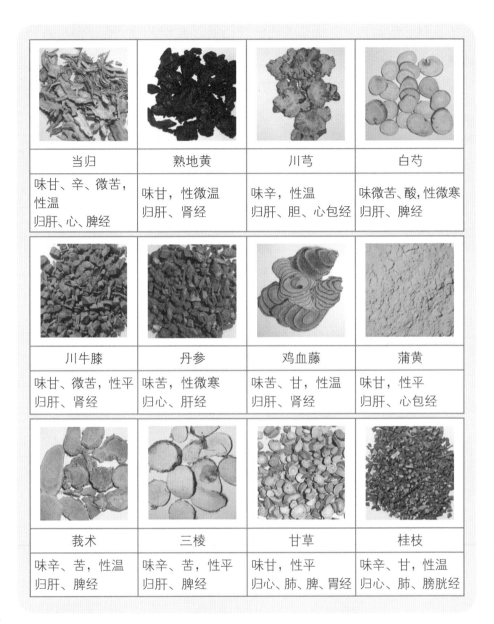

当归	熟地黄	川芎	白芍
味甘、辛、微苦，性温 归肝、心、脾经	味甘，性微温 归肝、肾经	味辛，性温 归肝、胆、心包经	味微苦、酸，性微寒 归肝、脾经
川牛膝	丹参	鸡血藤	蒲黄
味甘、微苦，性平 归肝、肾经	味苦，性微寒 归心、肝经	味苦、甘，性温 归肝、肾经	味甘，性平 归肝、心包经
莪术	三棱	甘草	桂枝
味辛、苦，性温 归肝、脾经	味辛、苦，性平 归肝、脾经	味甘，性平 归心、肺、脾、胃经	味辛、甘，性温 归心、肺、膀胱经

【用法】 每次 15～20g，每日 2 次。餐后半小时后服用，用温开水冲服为宜。

（3）热毒伤阴

【症候】 患肢烧灼疼痛，遇热痛甚，夜间痛剧。皮肤干燥，毫毛脱落，趾（指）甲增厚变形，肌肉萎缩，趾（指）呈干性坏疽，口干欲饮，便秘溲赤。大、中动脉搏动减弱或触不清。舌质红，苔黄，脉弦细数。

【治法】　清热解毒，养阴通脉。

膏方：顾步汤加减

　　顾步汤出自清·邹岳《外科真诠》："脱疽之生四余之末，气血不能周到，非虚而何大补气血，益之泻毒之品，自可奏功如响，但宜治之早而。初起内服顾步汤，外用大粟米煮饭拌芙蓉叶，菊花叶各五钱，贴之。"方用人参、黄芪、当归、甘草、牛膝益气活血；金银花、石斛、蒲公英、紫花地丁清热解毒。全方共奏益气活血，清热解毒之功效。

【组成】　黄芪200g、人参60g、石斛80g、当归100g、金银花90g、川牛膝60g、菊花60g、白芍60g、蒲公英100g、紫花地丁90g、知母90g、玄参90g、牡丹皮90g、生地黄100g、川芎40g、甘草30g。

【图解】

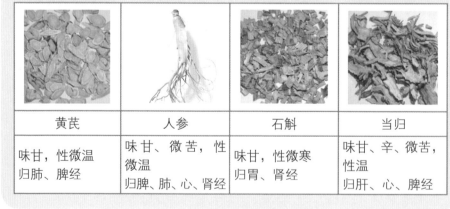

黄芪	人参	石斛	当归
味甘，性微温 归肺、脾经	味甘、微苦，性微温 归脾、肺、心、肾经	味甘，性微寒 归胃、肾经	味甘、辛、微苦，性温 归肝、心、脾经

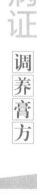

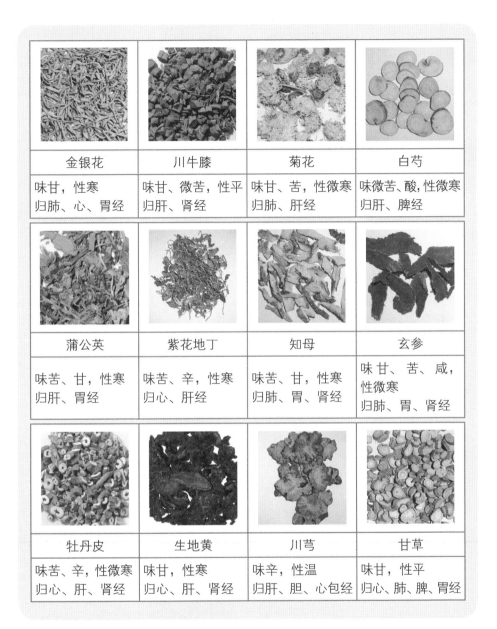

金银花	川牛膝	菊花	白芍
味甘，性寒 归肺、心、胃经	味甘、微苦，性平 归肝、肾经	味甘、苦，性微寒 归肺、肝经	味微苦、酸，性微寒 归肝、脾经
蒲公英	紫花地丁	知母	玄参
味苦、甘，性寒 归肝、胃经	味苦、辛，性寒 归心、肝经	味苦、甘，性寒 归肺、胃、肾经	味甘、苦、咸， 性微寒 归肺、胃、肾经
牡丹皮	生地黄	川芎	甘草
味苦、辛，性微寒 归心、肝、肾经	味甘，性寒 归心、肝、肾经	味辛，性温 归肝、胆、心包经	味甘，性平 归心、肺、脾、胃经

【用法】 每次 15~20g，每日 2 次。餐后半小时后服用，用温开水冲服为宜。

（4）气阴两虚

【症候】 患趾（指）腐溃，疼痛难忍，夜间痛甚，腐溃可蔓延至小腿或小腿以上，范围渐大、渐深。病程日久，坏死组织脱落后疮面久不愈合，肉芽暗红或淡而不鲜，倦怠乏力，口渴不欲饮，面色无华，形体消瘦，五心烦热。大、中动脉搏动减弱或触不清。舌淡尖红，少苔，脉细无力。

【治法】　益气滋阴，养血通脉。

膏方：生脉散合补阳还五汤加减

　　生脉散出自金元·张元素《医学启源》。方中人参甘温，益元气，补肺气，生津液，为君药。麦冬甘寒养阴清热，润肺生津，为臣药。人参、麦冬合用，则益气养阴之功益彰。五味子酸温，敛肺止汗，生津止渴，为佐药。三药合用，一补一润一敛，益气养阴，生津止渴，敛阴止汗，使气复津生，汗止阴存，气充脉复，故名"生脉"。

　　补阳还五汤出自清·王清任《医林改错》。方中重用黄芪，补益元气，意在气旺则血行，瘀去络通，为君药。当归尾活血通络而不伤血，用为臣药。赤芍、川芎、桃仁、红花协同当归尾以活血祛瘀；地龙通经活络，力专善走，周行全身，以行药力，亦为佐药。

【组成】　人参 90g、黄芪 300g、五味子 60g、麦冬 90g、当归 60g、赤芍 50g、川芎 30g、地龙 30g、红花 30g、桃仁 30g、生地 90g、鳖甲（先煎）90g、玄参 90g、川牛膝 60g、山茱萸 60g、制何首乌 90g。

【图解】

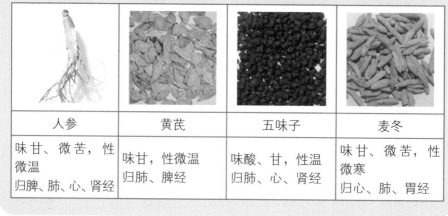

人参	黄芪	五味子	麦冬
味甘、微苦，性微温 归脾、肺、心、肾经	味甘，性微温 归肺、脾经	味酸、甘，性温 归肺、心、肾经	味甘、微苦，性微寒 归心、肺、胃经

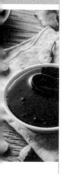

中医
心脏病证
调养膏方

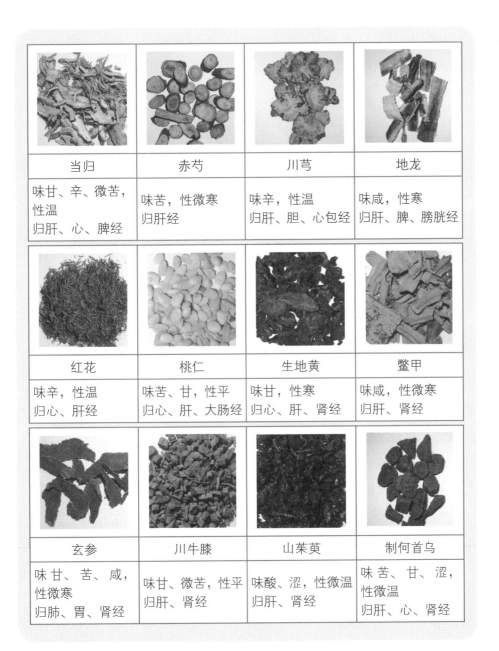

当归	赤芍	川芎	地龙
味甘、辛、微苦，性温 归肝、心、脾经	味苦，性微寒 归肝经	味辛，性温 归肝、胆、心包经	味咸，性寒 归肝、脾、膀胱经
红花	桃仁	生地黄	鳖甲
味辛，性温 归心、肝经	味苦、甘，性平 归心、肝、大肠经	味甘，性寒 归心、肝、肾经	味咸，性微寒 归肝、肾经
玄参	川牛膝	山茱萸	制何首乌
味甘、苦、咸，性微寒 归肺、胃、肾经	味甘、微苦，性平 归肝、肾经	味酸、涩，性微温 归肝、肾经	味苦、甘、涩，性微温 归肝、心、肾经

【用法】 每次 15~20g，每日 2 次。餐后半小时后服用，用温开水冲服为宜。

第十二节　其　他

一、原发性低血压

原发性低血压一般是指发病机理未明，以动脉收缩压低于90mmHg，舒张压低于60mmHg为特征且多伴有疲乏无力、心悸气短、精神萎靡、失眠健忘，多见于体质瘦弱的青年女性及老年人，往往具有家族遗传史，低血压往往与人群的全死因死亡率、心脑血管病、抑郁症及痴呆等密切相关。且在人群中有一定的规模流行，是一个潜在的被忽视的公共卫生问题，长期的低血压可导致心、脑、肾等重要脏器的灌注不足，诱发原有的缺血性疾病（心绞痛、心肌梗死、脑血栓）突然发作或加重[46]。本病属于中医"眩晕""心悸""虚劳"等范畴。

1. 临床表现

低血压患者常因心、脑、肾等重要脏器灌注不足，临床表现出一系列症状和体征。

（1）症状：患者表现可有所不同，程度有所不同，多有疲乏无力、心悸气短、精神萎靡、失眠健忘、头晕、头痛或晕厥等表现，部分患者无明显不适。

（2）体征：肱动脉收缩压低于90mmHg，或舒张压低于60mmHg。

2. 理化检查

（1）心电图：主要观察患者有无心率和心律变化，有无ST—T的改变，有无病理性Q波。

（2）心脏彩超及外周血管多普勒超声检查：有助于心血管疾病源性低血压的诊断。

（3）心导管检查及血管造影：可明确外周血管疾病及心脏疾病。

（4）X线检查：通过透视胸片检查，观察有无肿块压迫外周大血管。

3. 辨证膏方

该病多因体质虚弱、先天不足，或气血阴阳亏虚、脉道不充、脉气无力，或心脾两虚、肝肾失养，临床多表现为眩晕、心悸、失眠健忘、汗出疲乏、遇劳加重、四肢欠温、食欲不振等症状。根据原发性低血压发病机制和症状归纳起来，其发病病机以脏腑虚损、气血亏虚为主，兼有肝郁湿滞血瘀，病位多在心、脾、肝、肾，具体辨证施治如下[47]：

（1）脏腑虚损

【症候】 倦怠乏力、四肢不温、头晕、食欲不振，舌边有齿痕，脉沉细。

【治法】 益气升阳，健脾补肾。

膏方：人参养荣汤加减

人参养荣汤出自宋《太平惠民和剂局方》。本方主治气血心脾两虚证。本方较八珍汤无行气动血之川芎，而多养心安神之五味子、远志，行气和胃之陈皮，且重用白芍，故药性平和，不仅养血之功强于八珍汤，又兼宁心安神之效，宜于气血两虚伴心神失宁之症者。

【组成】 黄芪300g、当归100g、肉桂100g、（烊化）阿胶90g、陈皮90g、炒白术100g、人参150g、白芍100g、熟地200g、五味子90g、茯苓150g、远志90g、川芎100g、大枣60g、（烊化）鹿角胶100g、（烊化）龟胶100g、砂仁90g、炙甘草60g。

【图解】

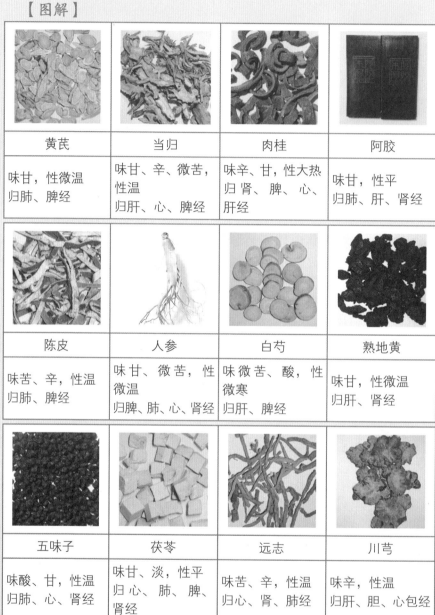

黄芪	当归	肉桂	阿胶
味甘，性微温 归肺、脾经	味甘、辛、微苦，性温 归肝、心、脾经	味辛、甘，性大热 归肾、脾、心、肝经	味甘，性平 归肺、肝、肾经
陈皮	人参	白芍	熟地黄
味苦、辛，性温 归肺、脾经	味甘、微苦，性微温 归脾、肺、心、肾经	味微苦、酸，性微寒 归肝、脾经	味甘，性微温 归肝、肾经
五味子	茯苓	远志	川芎
味酸、甘，性温 归肺、心、肾经	味甘、淡，性平 归心、肺、脾、肾经	味苦、辛，性温 归心、肾、肺经	味辛，性温 归肝、胆、心包经

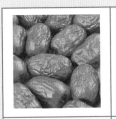	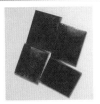	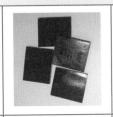	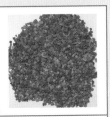
大枣	鹿角胶	龟胶	砂仁
味甘，性温 归脾、胃、心经	味甘、咸，性温 归肾、肝经	味咸、甘，性凉 归肝、肾、心经	味辛，性温 归脾、胃、肾经

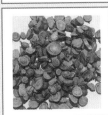
炙甘草
味甘，性平 归心、肺、脾、胃经

【用法】 每次 15 ～ 20g，每日 2 次。餐前半小时服用，用温开水冲服为宜。

（2）气血亏虚

【症候】 眩晕、少气懒言、面色淡白、食欲缺乏、肢冷，舌淡，脉细弱。

【治法】 补气生血，升压平眩。

膏方：四君子汤和当归补血汤加减

四君子汤出自宋《太平惠民和剂局方》，本方诸药皆味甘入脾，益气之中有燥湿之功，补虚之中有运脾之力，颇合脾欲甘，喜燥恶湿，喜通恶滞的生理特征。方中药物甘温平和，补而不滞，利而不峻，作用冲和平淡，"常服温和脾胃，进益饮食，辟寒邪瘴雾气"（《太平惠民和剂局方》），犹如宽厚平和之君子，

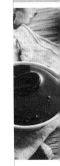

故有"四君子汤"之名。

当归补血汤出自金·李杲《内外伤辨惑论》。方中重用黄芪补气固表，以急固行将散亡之阳气，阳浮若得挽回，则诸危殆之候可缓，且补气亦助生血之功，使阳生阴长，气旺血充，为君药。配以少量当归养血和营，补虚治本为臣，再得黄芪生血之功，使阴血渐充，阳气渐可潜涵，则虚热自退。

【组成】　黄芪 300g、当归 100g、人参 100g、茯苓 150g、炒白术 100g、炙甘草 90g、熟地黄 150g、白芍 150g、川芎 100g、（烊化）阿胶 150g、龙眼肉 150g、枸杞子 150g、制何首乌 150g、（烊化）鹿角胶 100g、（烊化）龟胶 100g、砂仁 90g。

【图解】

黄芪	当归	人参	茯苓
味甘，性微温 归肺、脾经	味甘、辛、微苦，性温 归肝、心、脾经	味甘、微苦，性微温 归脾、肺、心、肾经	味甘、淡，性平 归心、肺、脾、肾经

炙甘草	熟地黄	白芍	川芎
味甘，性平 归心、肺、脾、胃经	味甘，性微温 归肝、肾经	味微苦、酸，性微寒 归肝、脾经	味辛，性温 归肝、胆、心包经

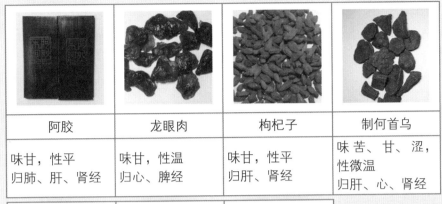

阿胶	龙眼肉	枸杞子	制何首乌
味甘，性平 归肺、肝、肾经	味甘，性温 归心、脾经	味甘，性平 归肝、肾经	味苦、甘、涩，性微温 归肝、心、肾经

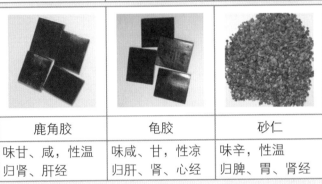

鹿角胶	龟胶	砂仁
味甘、咸，性温 归肾、肝经	味咸、甘，性凉 归肝、肾、心经	味辛，性温 归脾、胃、肾经

【用法】　每次 15～20g，每日 2 次。餐前半小时服用，用温开水冲服为宜。

（3）肝郁脾虚

【症候】　眩晕、口苦、咽干、倦怠乏力、食欲缺乏，舌暗红，脉涩。

【治法】　益气健脾，疏肝理气。

膏方：柴胡疏肝散加减

柴胡疏肝散出自明·张景岳《景岳全书》。方中柴胡条达肝气解瘀结，为君药。香附苦辛，疏肝理气；川芎疏肝行气活血，共为臣药，陈皮理气消滞和胃；白芍、甘草养血柔肝，缓急止痛，俱为佐药。诸药合用，共奏疏肝行气之功。

【组成】　黄芪 150g、柴胡 90g、升麻 90g、川芎 60g、香附 60g、枳壳 60g、白芍 90g、山药 150g、人参 90g、茯苓 90g、当归 90g、玫瑰花 60g、香橼 90g、佛手 90g、陈皮 60g、甘草 30g。

【图解】

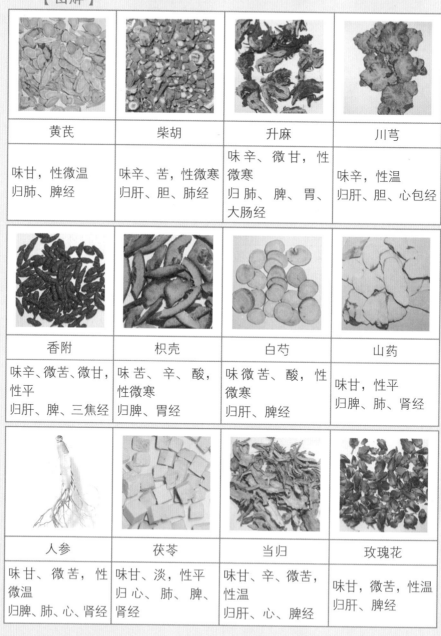

黄芪	柴胡	升麻	川芎
味甘，性微温 归肺、脾经	味辛、苦，性微寒 归肝、胆、肺经	味辛、微甘，性微寒 归肺、脾、胃、大肠经	味辛，性温 归肝、胆、心包经
香附	枳壳	白芍	山药
味辛、微苦、微甘，性平 归肝、脾、三焦经	味苦、辛、酸，性微寒 归脾、胃经	味微苦、酸，性微寒 归肝、脾经	味甘，性平 归脾、肺、肾经
人参	茯苓	当归	玫瑰花
味甘、微苦，性微温 归脾、肺、心、肾经	味甘、淡，性平 归心、肺、脾、肾经	味甘、辛、微苦，性温 归肝、心、脾经	味甘，微苦，性温 归肝、脾经

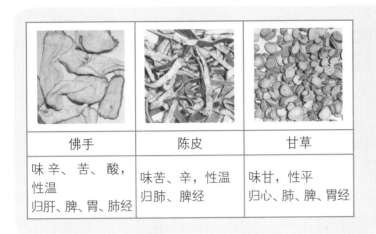

佛手	陈皮	甘草
味辛、苦、酸，性温 归肝、脾、胃、肺经	味苦、辛，性温 归肺、脾经	味甘，性平 归心、肺、脾、胃经

【用法】　每次 15 ~ 20g，每日 2 次。餐前半小时服用，用温开水冲服为宜。

二、心脏神经官能症

心脏神经官能症是神经官能症的一种特殊类型，临床上以心血管系统功能失常为主要表现，其症状多样，常见如心悸、心前区疼痛、胸闷、呼吸困难、头晕，失眠等。大多见于 20 岁~40 岁青壮年，也常见于更年期女性。

心脏神经官能症多因焦虑、紧张、精神创伤等因素引起，临床上需做全身详细检查以排除器质性心脏病方可确诊。本病属于中医"心悸""怔忡"范畴。

1. 临床表现

心脏神经官能症患者临床表现多样、时轻时重，并与情绪刺激、睡眠、劳累有关。

（1）症状：患者常因情绪刺激、睡眠、劳累等因素诱发，中枢兴奋与抑制发生障碍，心脏自主神经失调而出现心悸、胸闷、心前区刺痛、头晕、气短等临床表现。

（2）体征：心脏听诊可偶有期前收缩，心率增快，心音增强，心前区可闻及 Ⅰ ~ Ⅱ 级柔和收缩期杂音，血压正常或轻度升高。

2. 理化检查

（1）心电图：部分病人出现窦性心动过速、偶有期前收缩，ST段压低或水平下移，T波低平、双向或倒置，多在Ⅱ、Ⅲ、AVF及V4～V6导联出现，β–受体阻滞剂可使症状减轻或消失，ST-T段改变恢复正常。

（2）心脏彩超：可排除心脏、大血管或瓣膜结构异常。

（3）普萘洛尔试验：非特异性ST-T段改变患者常呈阳性。

（4）平板运动试验：部分呈阳性，但平板运动试验有部分假阴性和假阳性，应结合患者年龄、性别、有无冠心病危险因素来综合分析。

（5）实验室检查：血脂、血糖、心肌酶谱、肌钙蛋白、B型利钠肽（BNP）或末端B型利钠肽原（NT-proBNP）测定，有助于鉴别冠心病、心衰等心血管疾病及其危险因素。

3. 辨证膏方

心脏神经官能症其病位在心，与肝胆、脾、肾关系密切。本病根据其病因病机和临床表现，可分为肝郁气滞证、心虚胆怯证、心脾两虚证、痰热内扰证、心肾阴虚证等五个证型，具体辨证施治如下[48]：

（1）肝郁气滞

【症候】 心悸、心前区疼痛、胸闷、气短、失眠多梦、倦怠乏力，舌暗红，脉涩。

【治法】 益气疏肝健脾。

膏方：柴胡疏肝散或逍遥散加减

柴胡疏肝散出自明·张景岳《景岳全书》。方中柴胡条达肝气解瘀结，为君药。香附苦辛，疏肝理气；川芎疏肝行气活血，共为臣药，陈皮理气消滞和胃；白芍、甘草养血柔肝，缓急止痛，俱为佐药。诸药合用，共奏疏肝行气之功。

逍遥散出自宋《太平惠民和剂局方》。方中柴胡疏肝解郁，使肝气调达，为君药。白芍滋阴柔肝、当归养血活血，二味相合，养肝体以助肝阳，兼制柴胡疏泄太过，为臣药。白术、茯苓、甘草益气健脾，使营血生化有源；生姜温胃和中，薄荷少许，助柴胡疏肝而散郁热，共为佐药。甘草调和诸药，使肝用得复，肝体得养，脾运得健，肝脾协调。

【组成】　青皮60g、柴胡90g、川芎60g、香附60g、枳壳60g、白芍90g、茯苓90g、香橼90g、当归90g、合欢花90g、玫瑰花90g、郁金60g、栀子60g、牡丹皮60g、丹参60g、甘草30g。

【图解】

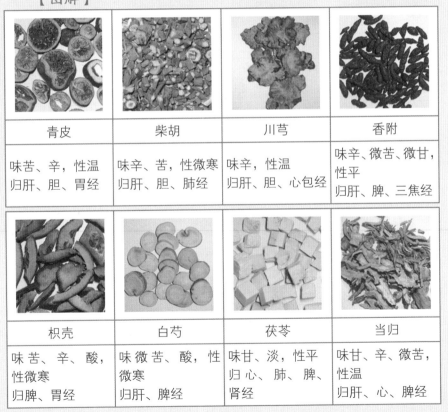

青皮	柴胡	川芎	香附
味苦、辛，性温 归肝、胆、胃经	味辛、苦，性微寒 归肝、胆、肺经	味辛，性温 归肝、胆、心包经	味辛、微苦、微甘，性平 归肝、脾、三焦经

枳壳	白芍	茯苓	当归
味苦、辛、酸，性微寒 归脾、胃经	味微苦、酸，性微寒 归肝、脾经	味甘、淡，性平 归心、肺、脾、肾经	味甘、辛、微苦，性温 归肝、心、脾经

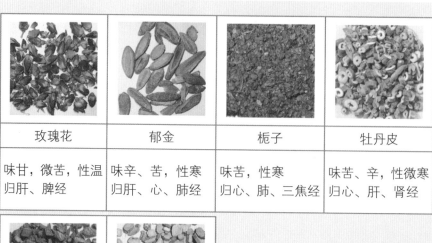

玫瑰花	郁金	栀子	牡丹皮
味甘，微苦，性温 归肝、脾经	味辛、苦，性寒 归肝、心、肺经	味苦，性寒 归心、肺、三焦经	味苦、辛，性微寒 归心、肝、肾经

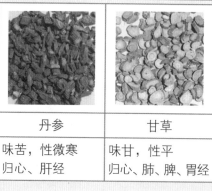

丹参	甘草
味苦，性微寒 归心、肝经	味甘，性平 归心、肺、脾、胃经

【用法】 每次 15～20g，每日 2 次。餐后半小时后服用，用温开水冲服为宜。

（2）心虚胆怯

【症候】 胸闷气短、乏力、易恼、汗出、头晕，舌淡，脉细数。

【治法】 养心安神，潜镇定志。

膏方：安神定志丸加减

安神定志丸出自清·程国彭《医学心悟》。方中人参大补元气，远志、石菖蒲化湿祛痰开窍，茯苓淡渗利湿而祛湿浊，茯神养心安神，龙齿镇心安神，共奏补气除湿，交通心肾之功效。

【组成】 远志 90g、石菖蒲 100g、茯神 100g、茯苓 100g、（先煎）磁石 100g、（先煎）生龙齿 100g、人参 60g、黄芪

100g、（研末）琥珀60g、酸枣仁250g、生地黄150g、炒白术100g、灵芝90g、川芎90g、丹参100g、麦芽100g。

【图解】

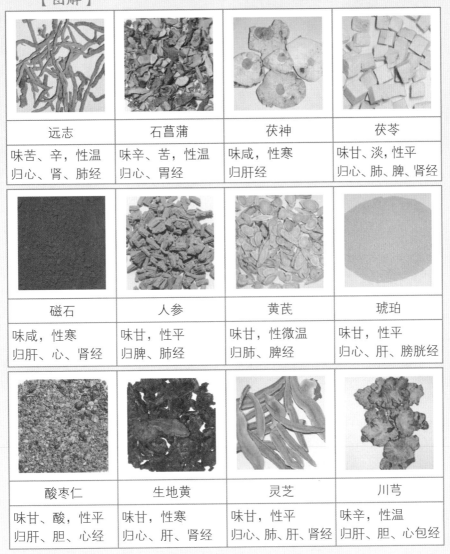

远志	石菖蒲	茯神	茯苓
味苦、辛，性温 归心、肾、肺经	味辛、苦，性温 归心、胃经	味咸，性寒 归肝经	味甘、淡，性平 归心、肺、脾、肾经
磁石	人参	黄芪	琥珀
味咸，性寒 归肝、心、肾经	味甘，性平 归脾、肺经	味甘，性微温 归肺、脾经	味甘，性平 归心、肝、膀胱经
酸枣仁	生地黄	灵芝	川芎
味甘、酸，性平 归肝、胆、心经	味甘，性寒 归心、肝、肾经	味甘，性平 归心、肺、肝、肾经	味辛，性温 归肝、胆、心包经

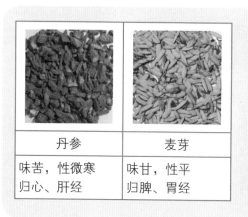

丹参	麦芽
味苦，性微寒 归心、肝经	味甘，性平 归脾、胃经

【用法】　每次 15～20g，每日 2 次。餐前半小时服用，用温开水冲服为宜。

（3）心脾两虚

【症候】　神疲乏力、少气懒言、食少纳呆、胸闷、胸痛，舌淡红，苔薄白，脉细弱。

【治法】　健脾养心，补益气血。

膏方：归脾汤加减

　　归脾汤出自明·薛已《正体类要》。方中用人参"补五脏、安精神、定魂魄"（《神农本草经》），补气血、养心神。龙眼肉健脾养血，共为君药。黄芪、白术助人参益气补脾，当归助龙眼肉补血，同为臣药。茯神、远志、酸枣仁宁心安神，木香理气醒脾，与补气养血药配伍，使之补之而不碍胃，补而不滞，俱为佐药。炙甘草益气补中，调和诸药，为佐使药。本方以主用甘温益气，辅以养血，佐以安神、理气为结构特征。诸药调配，使心脾得治，气血双补，使脾气旺而血有所生，血有所摄，血脉充则神有所舍，血有所归，故名以"归脾"名之。

【组成】　人参 90g、炒白术 100g、茯苓 100g、黄芪 150g、龙眼肉 120g、远志 100g、酸枣仁 150g、木香 90g、生姜

60g、大枣 60g、（烊化）阿胶 100g、熟地黄 100g、当归 100g、白芍 90g、川芎 60g、炙甘草 60g。

【图解】

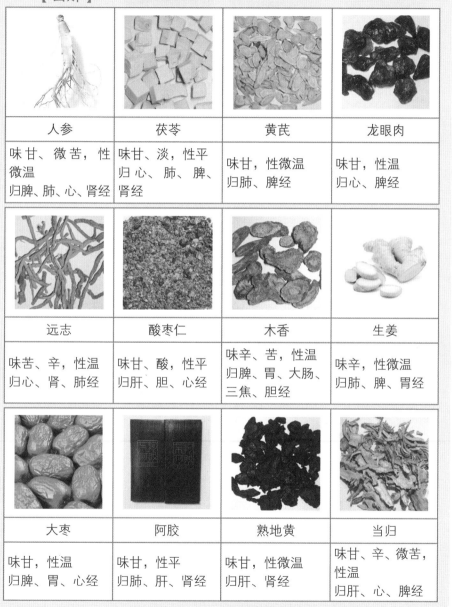

人参	茯苓	黄芪	龙眼肉
味甘、微苦，性微温 归脾、肺、心、肾经	味甘、淡，性平 归心、肺、脾、肾经	味甘，性微温 归肺、脾经	味甘，性温 归心、脾经
远志	酸枣仁	木香	生姜
味苦、辛，性温 归心、肾、肺经	味甘、酸，性平 归肝、胆、心经	味辛、苦，性温 归脾、胃、大肠、三焦、胆经	味辛，性微温 归肺、脾、胃经
大枣	阿胶	熟地黄	当归
味甘，性温 归脾、胃、心经	味甘，性平 归肺、肝、肾经	味甘，性微温 归肝、肾经	味甘、辛、微苦，性温 归肝、心、脾经

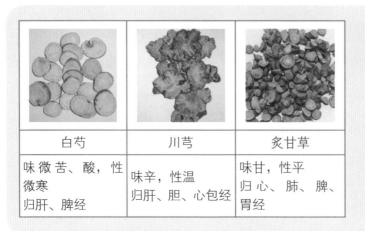

白芍	川芎	炙甘草
味微苦、酸，性微寒 归肝、脾经	味辛，性温 归肝、胆、心包经	味甘，性平 归心、肺、脾、胃经

【用法】 每次 15～20g，每日 2 次。餐前半小时服用，用温开水冲服为宜。

（4）心肾阴虚

【症候】 胸闷胸痛、心悸盗汗、手足心热、腰膝酸软、耳鸣头晕，舌红或有紫斑，脉细数。

【治法】 滋阴补肾，养心安神。

膏方：天王补心丹合酸枣仁汤加减

天王补心丹出自宋·陈自明《校注妇人良方》。本方以滋阴养血、补心安神为主，滋中寓清，心肾两顾，标本兼治。其中玄参与丹参配伍，滋阴壮水与养血行瘀合用，使之补而不滞；人参与茯苓、远志相配，宁心益智，长于治健忘恍惚；人参、麦冬、五味子相配，为生脉散，长于益气养阴；酸枣仁与柏子仁相配，长于补血润燥，养血安神。诸药合用，共成滋养心血，益水降火，宁心安神之效。

酸枣仁汤出自汉·张机（字仲景）《金匮要略·血痹虚劳病脉证并治》："虚劳虚烦不得眠，酸枣仁汤主之。"方中重用酸枣仁养血宁心安神为君药。茯苓宁心安神；知母性苦寒、滋阴润燥，清热除烦，共为臣药。与君药相伍，以助安神除烦之功。佐以川芎之辛散，调肝血疏肝气，与酸枣仁配伍，辛散与酸收并用，补血行血结合，具有养血调肝之妙。甘草和中缓急，调和诸药。诸药相伍，标本兼治，养中兼清，补中有行，共奏养血安神，清热除烦之效。

【组成】 生地黄250g、人参150g、丹参100g、玄参100g、茯苓150g、远志100g、五味子100g、当归120g、天冬150g、麦冬150g、柏子仁150g、酸枣仁150g、（先煎）珍珠母200g、知母100g、川芎100g、甘草60g。

【图解】

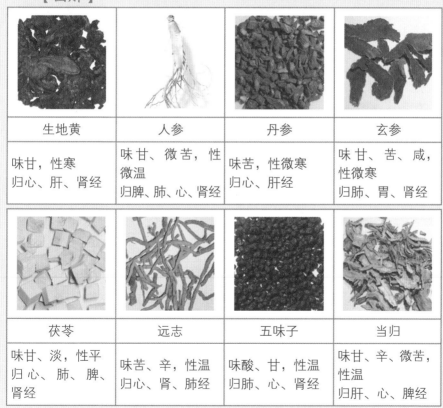

生地黄	人参	丹参	玄参
味甘，性寒 归心、肝、肾经	味甘、微苦，性微温 归脾、肺、心、肾经	味苦，性微寒 归心、肝经	味甘、苦、咸，性微寒 归肺、胃、肾经

茯苓	远志	五味子	当归
味甘、淡，性平 归心、肺、脾、肾经	味苦、辛，性温 归心、肾、肺经	味酸、甘，性温 归肺、心、肾经	味甘、辛、微苦，性温 归肝、心、脾经

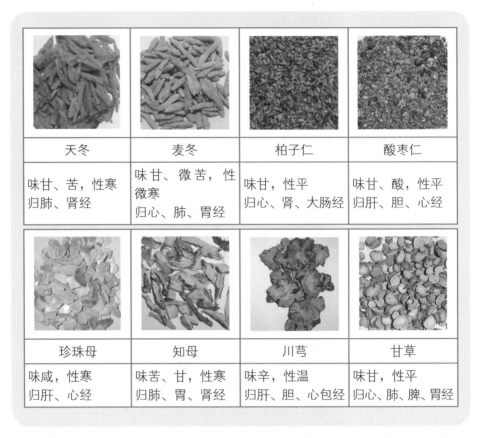

天冬	麦冬	柏子仁	酸枣仁
味甘、苦，性寒 归肺、肾经	味甘、微苦，性微寒 归心、肺、胃经	味甘，性平 归心、肾、大肠经	味甘、酸，性平 归肝、胆、心经
珍珠母	知母	川芎	甘草
味咸，性寒 归肝、心经	味苦、甘，性寒 归肺、胃、肾经	味辛，性温 归肝、胆、心包经	味甘，性平 归心、肺、脾、胃经

【用法】 每次 15～20g，每日 2 次。餐前半小时服用，用温开水冲服为宜。

三、贫血性心脏病

贫血性心脏病，是由于各种原因导致患者的血红蛋白（Hb）＜70g/L 时引起心脏及血管的功能改变，主要为心脏及血管活动明显增强的症状及体征，多表现为心动过速、动脉和毛细血管搏动增强及心脏射血量增加、心脏左右心室增大或心功能减退，多种血流动力学杂音。慢性、严重的贫血则会导致贫血性心脏病乃至高排量心力衰竭发生[49]。本病属于中医"喘证""水肿""心悸"范畴。

1. 临床表现

贫血性心脏病患者多有劳力性呼吸困难、心慌、乏力、下肢水肿，甚至心绞痛。

（1）症状：早期患者可无明显症状，随着病程的延长，可出现端坐呼吸和阵发性呼吸困难等肺水肿的临床征象及颈静脉充盈或怒张、肝脏肿大和（或）双下肢水肿等体循环淤血的体征。老年慢性贫血的患者则常出现心绞痛症状。

（2）体征：贫血貌，窦性心动过速，左心室增大，舒张早期或中期奔马律，P_2亢进，双肺底湿啰音；右心衰患者可出现颈静脉怒张，肝颈静脉回流征阳性，双下肢凹陷性水肿，甚至胸腔积液、腹水等。

2. 理化检查

（1）实验室检查：血红蛋白接近或低于70g/L，红细胞计数减少，B型利钠肽（BNP）或末端B型利钠肽原（NT-proBNP）有可能升高。

（2）X线检查：心脏轻中度扩大、肺淤血及肺水肿征象，有时可伴心包或胸腔积液。

（3）心电图：可出现窦性心动过速、低电压、ST-T改变。

3. 辨证膏方

贫血性心脏病早期无心衰症状和体征，心功能处于代偿期，后期出现心衰症状和体征，在西医治疗基础上形成中医个体化诊疗体系，本病病位在心，与脾肾关系密切，早期以气血心脾两虚，营血化生不足，脉道失充，五脏六腑，全身筋脉骨髓肌肤供养不足，治以健脾益气养血为主；后期阳虚水停，饮停胸胁、肌肤、心包等，治以温阳健脾利水为主。具体辨证施治如下：

（1）心脾两虚

【症候】 心悸，气短，头晕，神疲乏力，食少，腹胀，不寐，健忘，面色萎黄，舌质淡，苔薄白，脉细涩或缓。

【治法】 健脾和胃，益气养血。

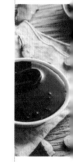

膏方：八珍汤加减

　　八珍汤出自元·萨迁《瑞竹堂经验方》。方中人参与熟地黄相配，益气养血，共为君药。白术、茯苓健脾渗湿，协人参益气补脾；当归、白芍养血和营，助熟地黄补益阴血，均为臣药。佐以川芎活血行气，使之补而不滞。炙甘草益气和中，调和诸药，为使药。上述参、术、苓、草，即四君子汤；地、芍、归、芎，即四物汤。因此，本方实为四君子汤和四物汤的复方，合而为一，则兼具二者功效，故以"八珍"名之。

　　【组成】　当归200g、川芎200g、熟地黄250g、白芍180g、人参180g、茯苓180g、炒白术200g、炙甘草90g、黄芪200g、（烊化）阿胶100g、酸枣仁200g、柏子仁200g、龙眼肉100g、制首乌100g、陈皮90g、砂仁60g。

　　【图解】

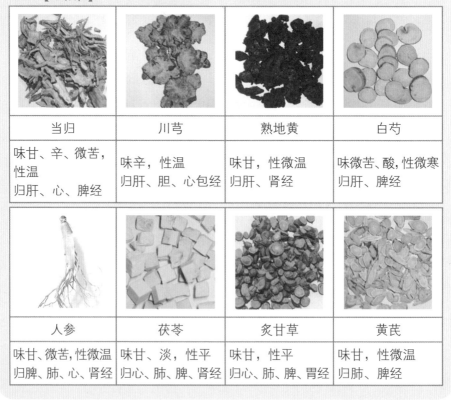

当归	川芎	熟地黄	白芍
味甘、辛、微苦，性温 归肝、心、脾经	味辛，性温 归肝、胆、心包经	味甘，性微温 归肝、肾经	味微苦、酸,性微寒 归肝、脾经
人参	茯苓	炙甘草	黄芪
味甘、微苦,性微温 归脾、肺、心、肾经	味甘、淡，性平 归心、肺、脾、肾经	味甘，性平 归心、肺、脾、胃经	味甘，性微温 归肺、脾经

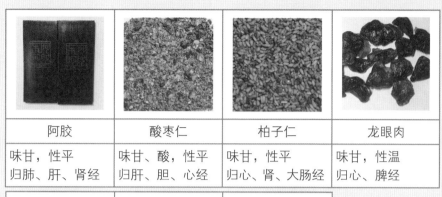

阿胶	酸枣仁	柏子仁	龙眼肉
味甘，性平 归肺、肝、肾经	味甘、酸，性平 归肝、胆、心经	味甘，性平 归心、肾、大肠经	味甘，性温 归心、脾经

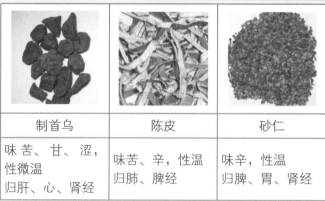

制首乌	陈皮	砂仁
味苦、甘、涩， 性微温 归肝、心、肾经	味苦、辛，性温 归肺、脾经	味辛，性温 归脾、胃、肾经

【用法】 每次 15～20g，每日 2 次。餐前半小时服用，用温开水冲服为宜。

（2）阳虚水泛

【症候】 心悸气喘，畏寒肢冷，面色㿠白，脘腹胀满，纳少，尿少浮肿，舌质淡胖有齿痕，脉沉细或结代。

【治法】 温阳健脾，利水消肿。

膏方：真武汤加减

真武汤出自汉·张机《伤寒论·辨太阳病脉证病治》："太阳病，发汗，汗出不解，其人仍发热，心下悸，头眩，身瞤动，振振欲擗地者，真武汤主之。"本方以附子为君药，本品辛甘性热，用之温肾助阳，以化气行水，兼暖脾土，以温运水湿。臣以茯

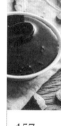

苓利水渗湿，使水邪从小便去；白术健脾燥湿。佐以生姜之温散，既助附子温阳散寒，又合苓、术宣散水湿。白芍亦为佐药，其义有四：一者利小便以行水气，《本经》言其能"利小便"，《名医别录》亦谓之"去水气，利膀胱"；二者柔肝缓急以止腹痛；三者敛阴舒筋以解筋肉瞤动；四者可防止附子燥热伤阴，以利于久服缓治。

【组成】 茯苓90g、白芍90g、炒白术120g、生姜60g、（先煎）制附片60g、当归120g、熟地黄150g、炙甘草60g、葶苈子100g、大枣60g、猪苓90g、桂枝60g、酸枣仁100g、柏子仁100g、（烊化）阿胶100g、制首乌100g。

【图解】

茯苓	白芍	生姜	制附片
味甘、淡，性平归心、肺、脾、肾经	味微苦、酸，性微寒归肝、脾经	味辛，性微温归肺、脾、胃经	味辛、甘，性大热归心、肾、脾经
当归	熟地黄	炙甘草	葶苈子
味甘、辛、微苦，性温归肝、心、脾经	味甘，性微温归肝、肾经	味甘，性平归心、肺、脾、胃经	味辛、苦，性大寒归肺、膀胱经

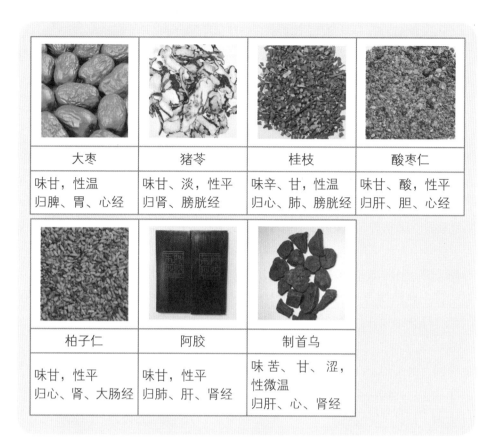

大枣	猪苓	桂枝	酸枣仁
味甘，性温 归脾、胃、心经	味甘、淡，性平 归肾、膀胱经	味辛、甘，性温 归心、肺、膀胱经	味甘、酸，性平 归肝、胆、心经

柏子仁	阿胶	制首乌
味甘，性平 归心、肾、大肠经	味甘，性平 归肺、肝、肾经	味苦、甘、涩，性微温 归肝、心、肾经

【用法】 每次 15～20g，每日 2 次。餐前半小时服用，用温开水冲服为宜。

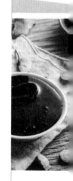

参考文献

[1] 国家中医药管理局医政司.中成药临床应用指导原则 [G].中医药管理局 // 卫生部：国中医药医政发〔2010〕30 号.

[2] 沈绍功，王承德，韩学中.中医心病治法大全 [M].北京：中国中医药出版社，2005.

[3] 窦志芳.中医膏方学 [M].太原：山西科学技术出版社，2011.

[4] 中国中西医结合学会心血管病专业委员会血脂与动脉粥样硬化学组.动脉粥样硬化中西医结合诊疗专家共识 [J].中国全科学，2017，20（5）：507-511.

[5] 郭明，高铸烨，王培利，等.中药防治血脂异常进展 [J].世界中医药，2013（12）：1407-1411.

[6] 中国中西医结合学会心血管疾病专业委员会，中国医师协会中西医结合学会心血管疾病专业委员会.慢性心力衰竭中西医结合诊疗专家共识 [J].中国中西医结合杂志，2016，2（36）：133-141.

[7] 冠心病中医临床研究联盟，中国中西医结合学会心血管疾病专业委员会，中华中医药学会心病分会，等.慢性心力衰竭中医诊疗专家共识 [J].中医杂志，2014，55（14）：1258-1260.

[8] 中华医学会心血管病分会等.心律失常紧急处理专家共识 [J].中华心血管病杂志，2013；5（41）：363-376.

[9] 王永炎，张天，李迪臣，等.临床中医内科学 [M].北京出版社，1994.

[10] 陈蓉.陈天然治疗眩晕的经验 [J].内蒙古中医药，2017，36（1）：37-38.

[11] 王莉莉（指导）.天麻钩藤饮治疗高血压病肝阳上亢证的作用机制研究进展 [J].湖南中医杂志，2010（2）：123-124.

[12] 熊兴江.论半夏白术天麻汤在高血压病中的运用 [J].中华中医药杂志，2012，27（11）：2862-2865.

[13] 黄崇先.中医辨证分型治疗心绞痛探讨 [J].按摩与康复医学，2012，3（21）：

186-187.

[14] 朱贤慧，陈晓虎 . 生脉散应用于冠心病研究概况 [J]. 江苏中医药， 2005，
26（12）： 68-70.

[15] 刘燕 . 天王补心丹治疗冠心病心绞痛 26 例临床观察 [J]. 湖北中医杂志，
2002，24（5）： 16-17.

[16] 徐海波 . 炙甘草汤加减治疗冠心病合并心律失常 50 例分析 [J]. 中西医结合
心血管病杂志（电子版），2016，4（25）： 78-78.

[17] 邝开安 . 右归丸为主方治疗冠心病心绞痛 40 例 [J]. 陕西中医，2005，26(7)：
632-633.

[18] 张瑞娟 . 益气健脾法在慢性心力衰竭治疗中的应用 [J]. 中国中医急症，
2017，26（7）： 1309-1311.

[19] 汪群红 . 当归补血汤的药理作用与临床应用 [J]. 海峡药学，2011，23（4）：
128-130.

[20] 姜涛，王秀花 . 生脉散合炙甘草汤加减治疗慢性心力衰竭（气阴两虚）的
临床研究 [J]. 中西医结合研究，2017（2）： 61-64.

[21] 王彤，艾新法，苏鑫 . 炙甘草汤用于治疗心病、肺疾病的研究进展 [J]. 光
明中医，2017（23）： 3389-3390.

[22] 安亚东 . 千金苇茎汤合桃仁红花煎治疗呼吸机相关性肺炎的疗效观察 [J].
陕西中医，2016（7）： 838-839.

[23] 赵焕佳，全楚杰，翟永新 . 参附汤联合曲美他嗪片对缺血性心肌病患者心
功能的影响评价 [J]. 北方药学，2017，14（3）： 120-121.

[24] 刘明晖，赵树华 . 五苓散治疗慢性心力衰竭 60 例 [J]. 西部中医药，
2017，30（2）： 74-75.

[25] 王均宁，刘粉叶 . 圣愈汤及其拆方对血虚小鼠红细胞生成素影响的实验研
究 [J]. 浙江中医药大学学报，2010（1）： 39-41.

[26] 李翊，彭代银 . 桃红四物汤的药理学研究进展 [J]. 安徽医药，2011，15（5）：
529-531.

[27] 刘泳，李洁，王瑞芳 . 真武汤合血府逐瘀汤加减治疗冠心病慢性心力衰竭
临床观察 [J]. 中国中医急症，2011，20（4）： 538-544.

[28] 彭玲，王建军，李志宏 . 真武汤加减治疗冠心病慢性心力衰竭临床观察 [J].
中国中医急症，2013，22（8）： 1396-1398.

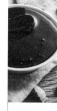

[29] 张丰乐 . 参附龙牡汤加味治疗慢性肺源性心脏病心力衰竭 43 例 [J]. 实用中西医结合临床，2014（5）：14-15，24.

[30] 张学智 . 血脂异常中医诊疗标准（初稿）[J]. 中华中医药杂志，2008，23（8）：716-719.

[31] 宗霞，陈豪 . 浅议单味中药治疗高脂血症机理 [J]. 工企医刊，2012，25（1）：63-64.

[32] 隗希有 . 浅议中医对肺源性心脏病的诊疗观 [J]. 现代中西医结合杂志，2009，18（27）：3291-3292.

[33] 鱼跃进 . 补肺汤治疗慢性肺源性心脏病疗效观察 [J]. 现代中西医结合杂志，2007，16（4）：482，503.

[34] 墙建军 . 川芎嗪治疗慢性肺源性心脏病研究进展 [J]. 现代中西医结合杂志，2012，21（10）：1136-1138.

[35] 鄢龙轶 . 丹参酮治疗慢性肺源性心脏病合并心力衰竭的疗效观察 [J]. 现代诊断与治疗，2012，23（6）：831-832.

[36] 胡金萍 . 丹参多酚治疗慢性肺源性心脏病心力衰竭 74 例疗效评价 [J]. 中国药业，2016，25（3）：24-26.

[37] 姜宇 . 玉屏风散预防慢性肺源性心脏病缓解期并发呼吸道感染 140 例 [J]. 中国民间疗法，2014，22（8）：44-45.

[38] 张迪 . 真武汤合五苓散加减治疗慢性心力衰竭及对血清 BNP 及左室射血分数影响 [J]. 陕西中医，2014（11）：1472-1473.

[39] 左建国 . 中西医结合治疗慢性肺心病合并心衰的临床效果 [J]. 中国处方药，2017，15（9）：44-45.

[40] 蔡光先，赵玉庸 . 中西结合内科学 [M]. 北京：中国中医药出版社，2005.

[41] 闫永，张蕴慧 . 病毒性心肌炎后遗症治验 1 例 [J]. 山西中医，2013，29（9）：3.

[42] 梁金勇 . 中西医结合治疗病毒性心肌炎的疗效观察 [J]. 中西医结合心血管病电子杂志，2015，3（6）：38-39.

[43] 周亚滨，翟文姬，陈会君 . 病毒性心肌炎的中医治疗进展 [J]. 中医临床研究，2013，5（3）：121-122.

[44] 董凤梅，苏茳，孙慧灵 . 参附养荣汤加味对病毒性心肌炎慢性期阴阳两虚证炎症因子的影响 [J]. 中国实验方剂学杂志，2017，23（19）：191-195.

[45] 中华中医药学会周围血管病分会 . 周围血管科常见疾病症候诊疗指南

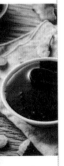

（2015）[J]. 河北中医，2016，38，（1）：151-152.

[46] 孙荣涛 . 中西医结合治疗原发性低血压的疗效观察 [J]. 中西医结合心血管
病杂志，2015，3（13）：14-15.

[47] 彭崇俊，宋阿苗，刘勇 . 原发性低血压病的中医病因病机及治疗进展 [J].
中医临床研究，2015，7（4）：134-135.

[48] 王崇华 . 心脏神经官能症的中医辨证论治 [J]. 中国医药学报，1999，14（6）：
74-76.

[49] 冯云，杜香洲 . 贫血性心脏病的临床分析 [J]. 实用心脑肺血管病杂志，
2013，21（10）：108-109.